頼れる治療院の選び方

治す　癒やす　きれいになる

「痛み」や「目的」に合わせた治療院の見つけ方、教えます!

[監修] 根岸靖
㈱ヒューマンアジャスト
代表取締役

合同フォレスト

はじめに

皆さんは、膝や腰が痛い、肩のこりが取れないなど、体の不調を感じたとき、それを治療するためにどこに行きますか？

症状によっては、すぐに整形外科へ行く人もいるでしょう。しかし、「整形外科はちょっと違うかな」と思い、近所に整形外科以外の治療院があるかどうかを調べはじめるかもしれません。

自分の症状の治療に適した施設を探すために出かけると、街にはさまざまな看板があることにあらためて気づきます。接骨院、整骨院、整体院、リラクゼーション、あん摩、もみほぐし、マッサージ——など、今ひとつ違いが分からない各種の治療院や店舗などを発見することでしょう。「腰痛　治療」などと、インターネットで検索しても同様です。「こんなにいろいろあるのか。いったいどこに行けばいいのだろう……」と、ますます分からなくなってしまうかもしれません。

現在、日本において医療機関と呼ばれるのは、医師もしくは歯科医が在籍している施設（医療法で定められた医療提供施設）を指します。

医療機関とは別に、前述したようにさまざまな治療院や店舗などの施術所があります。これらにおいては、国家資格の保有者が在籍する必要がある施設と、資格保有者の在籍が不要な施設が混在しています。

しかし、両者が行っている施術は似ているように見えますので、今ひとつその違いが判然としないのではないでしょうか。

そこで本書は、これらの治療院や店舗のそれぞれの違いを明らかにし、皆さんが適切な治療や施術が受けられる施設を選ぶ際の指南書になることを目指して執筆しました。

「こんな症状なのだけど、どこに行けば改善できるのか分からない」
「保険証が使えるのかどうか不安」
「病院との違いは何だろう？」
「治療院ではどのような治療を行うのだろう」
「自分の症状に合った良い治療院を探したい」

このような悩みを持たれている方のお役に立ちたいという思いで、実際の治療に中心的に携わる柔道整復師（国家資格）によって書き上げたのが本書です。

したがって、本書をお読みいただければ、ご自身の症状や生活スタイルに合った治療院、あるいは不安を解消してくれる治療院を見つける方法が分かります。

同時に、避けるべき不良治療院を見抜くこともできるようになるでしょう。

「人生100年時代」と言われる超高齢化社会。ますます医療費高騰が懸念されています。病院だけでは対処できない患者さんの症状を改善するための補完機能として、治療院が地域医療において担うべき役割の重要性が増してきています。

特に、この度の新型コロナウイルス感染症の感染拡大による医療機関の逼迫《ひっぱく》を補うためにも、そして国民の皆さんの健康を維持し、免疫力の向上に貢献するためにも、治療院が担う役割は大きくなっています。

本書を少しでも多くの方にお読みいただくことで、皆さんの体の不調や不安を相談する先である治療院の選択肢が増え、実際の健康維持に役立つことができれば、これほどの喜びはありません。

株式会社ヒューマンアジャスト代表取締役
根岸　靖

目次

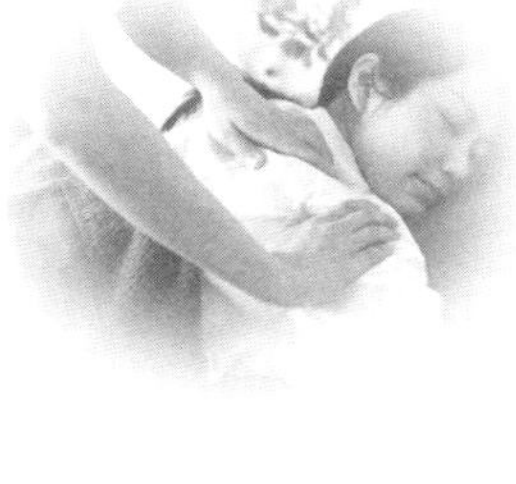

第2章

治療院選びのファーストステップ

第3章 優良治療院と劣悪治療院の見分け方

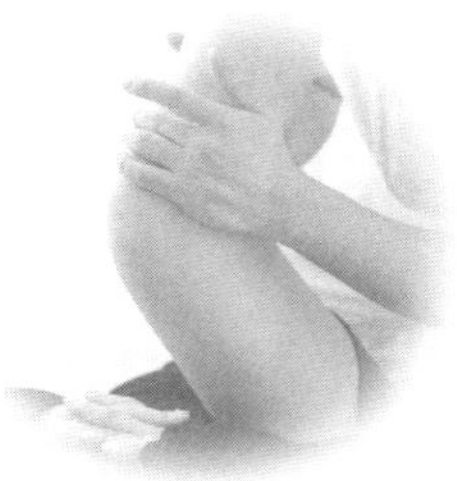

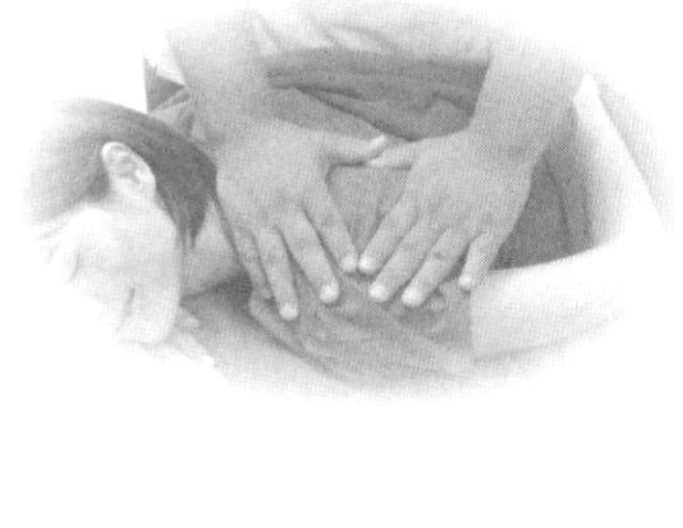

第4章 症状から考える治療院の利用方法

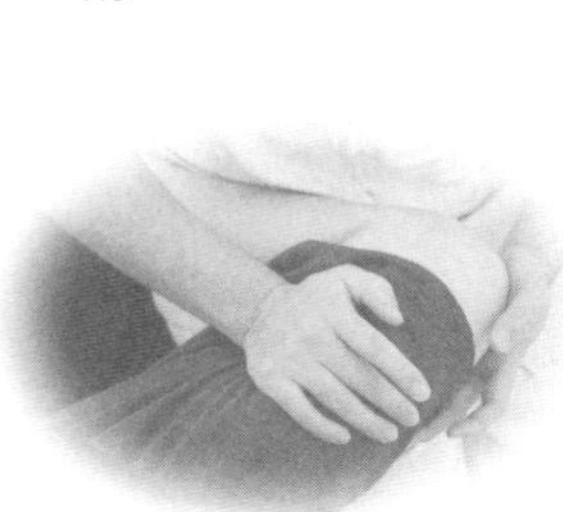

第5章 良い治療を受けるための治療家とのコミュニケーション術

第6章

治療にかかる費用と時間

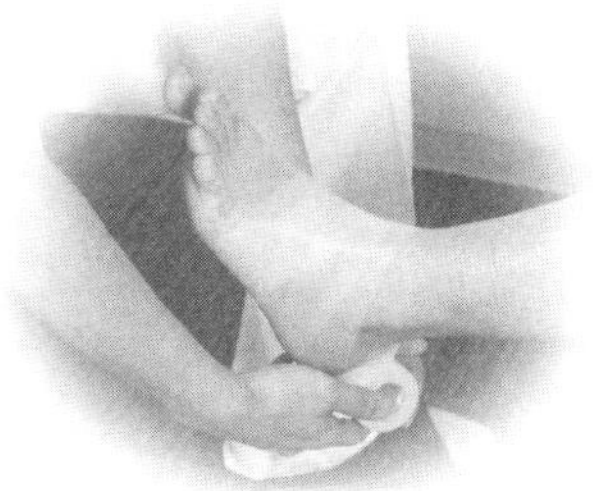

第7章 日本の未来における治療院の役割

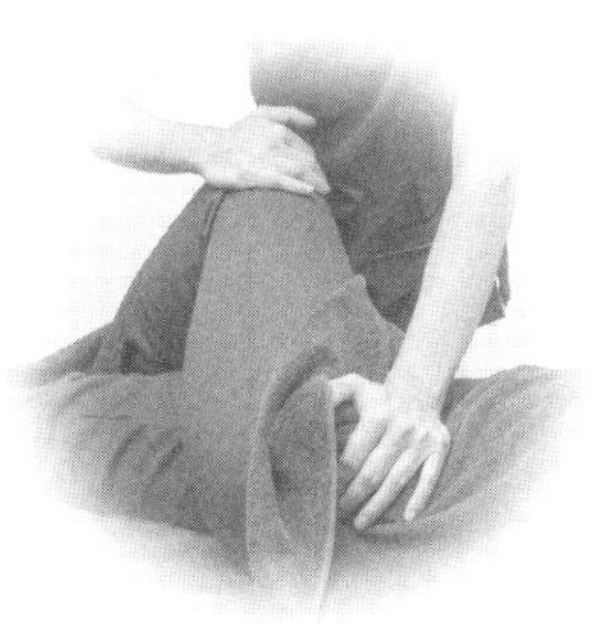

第1章

多岐にわたる治療院の種類を知る

病院と治療院では何が違う？

体の不調を感じたとき、多くの方が病院と治療院では何が違うのか、またどちらに行けばいいのかを悩むことが多いと思います。

まず、病院という施設は医師または歯科医師が在籍する施設で、医師または歯科医師にしかできない検査や治療、薬の処方が行われる場所です。さまざまな疾患や病気に対応するためにレントゲンやＭＲＩなどの機器による検査があり、治療においても手術などの観血治療から、注射や飲み薬などの投薬治療、そしてリハビリテーション（以下、リハビリ）などの運動療法まで幅広く行うことができます。

また、病院には多種多様な診療科がありますが、一つの分野だけに対応する専門の病院もあります。

これらの中で、いわゆる運動器（筋肉や骨、関節など）の疾患を扱う診療科が整形外科です。そして、整形外科の中には脊椎（背骨）専門や、手や足の専門、スポーツ専門など、部位や治療目的に特化した診療科も多く存在します。

整形外科には医師がいますので、設備があればレントゲンやＭＲＩ検査を受けることが

でき、治療も注射や飲み薬、湿布などの処方も受けることができます。備えている設備によっては、手術に対応できる整形外科もあります。

さらに、柔道整復師や理学療法士などの国家資格保有者が在籍している場合、ケガの治療後のリハビリや運動療法などを受けられる施設もあります。

病院と治療院との大きな違いは、病院にいる医師は患者さんの体の状態を診察して病気やケガなどの診断名を患者さんに告げることができる点です。

診断名をつけられるということは患者さんの体の状態を証明できるということですので、患者さんは体の状態を公的な診断名として会社などに提出して証明することができ、交通事故などの場合は警察や保険会社などにケガの状態を証明できます。

一方、治療院は、そのような公的な診断書を作成することはできません。

治療院には、鍼灸師《しんきゅうし》、あん摩マッサージ指圧師、柔道整復師などの国家資格を持っている者が運営している治療院から、民間資格である整体師などが運営している施設まで幅広い種類があります。

このような治療院は、主に筋肉の痛みや硬さ、体の歪《ゆが》みなどの運動器の悩みを解決する施設で、国家資格を有した施術者のいる治療院では、国家資格を有した者しかできない施術を行うことができます。

また、一定の条件下であれば、鍼灸、あん摩、マッサージ、柔道整復でも健康保険を使用しての施術が可能になり、患者さんの負担額を抑えることができます。健康保険を使えない場合は自費治療になりますが、その際は健康保険を使用した施術よりも広い範囲での施術が受けられるようになります。

民間資格のみの有資格者が運営する施設では、もみやストレッチなど、国家資格を必要としない施術だけを行うため、国家資格を必要とする施術は受けることができません。

鍼灸師、あん摩マッサージ指圧師、柔道整復師などの国家資格を有している者のいる治療院（鍼灸院、接骨院、鍼灸接骨院）には、医療を補完する役割があります。来院した患者さんから症状を聞き、検査をした結果、治療院で施術できる範疇ではないと判断した場合は、適切な医療機関を紹介する役割も担っています。

前述したとおり、治療院では国家資格者の有無に関係なく、診断名をつけることはできません。国家資格者であれば診断名が必要な場合を判断できるので、整形外科や病院を紹介して医師の診察を受けるように指示をすることがあります。そして、診断名をつけてもらってからあらためて治療院で施術を開始します。

しかし、**医師が扱うような疾患や大きなケガ、あるいは精密な検査や手術などの大がかりな治療が必要な場合は、整形外科などがある病院に行く必要があります。**

足を捻挫してしまった、ぶつけて打撲してしまった、重いものを持ち上げたら肩や腰を痛めてしまったなどのケガ、あるいは肩こりや腰痛、姿勢の崩れや外反母趾など骨格の歪みなどを診てもらい矯正したい場合であれば治療院に行くなど、症状や治療の目的に応じて使い分けられるように普段から意識しておけば、いざ何かが起きたときに迷わなくてすむでしょう。

接骨院と整骨院、そして整体院の違い

次に、接骨院と整骨院、そして整体院の違いについて確認しておきましょう。

接骨院と整骨院、そして整体院の看板は、街のいたるところで見かけます。今やコンビニエンスストアの数よりも多くの治療院が営業しています。

厚生労働省の調査（※1）によると、2018（平成30）年の「あん摩、マッサージ及び指圧を行う施術所」の数は1万9389カ所、「はり及びきゅうを行う施術所」は3万4550カ所、「あん摩、マッサージ及び指圧、はり並びにきゅうを行う施術所」は3万8170カ所、「その他の施術所」が2万6779カ所、そして「柔道整復の施術所」は5万777カ

所と、合計14万7765カ所です。この多さは、同年12月時点での全国のコンビニエンスストアの店舗数が5万5743店（一般社団法人日本フランチャイズチェーン協会調べ）(※2)であることと比較すると分かります。

それでは、接骨院と整骨院、そして整体院はいったい何が違うのでしょうか？

まず接骨院と整骨院ですが、内容は同じ柔道整復師という国家資格の保有者が施術をする施設です。業務内容も院によって個性はありますが原則同じです。

では、なぜ名前が違うのでしょうか。厳密にいえば柔道整復師が行える施術所の名前は「接骨院」「柔道整復院」「ほねつぎ」の3つのみです。実は整骨院は入っていないのです。しかし、院を立ち上げる際に整骨院と申請しても保健所が許可してくれるのが現状です。

つまり、**接骨院、柔道整復院、ほねつぎ、整骨院は、柔道整復師の資格保有者が働いている場所ということになります**（表1）。

柔道整復師が施術をしている接骨院・整骨院では、骨折・脱臼・捻挫・打撲・挫傷（肉離れ）に対して健康保険を使った施術が可能ですので、患者さんの負担は少なくなるというメリットがあります。

また、ほとんどの接骨院・整骨院では自費治療も行っているので、骨折・脱臼・捻挫・打撲・挫傷（肉離れ）以外の肩こりや、腰痛・膝痛での施術や矯正、筋力トレーニングま

表1　柔道整復師が施術を行う各種治療院と整体院

治療院	必要な資格	内　容
接骨院	柔道整復師（国家資格）	骨折・脱臼・捻挫・打撲・挫傷（肉離れ）に対して健康保険を使った施術が可能。骨折と脱臼に関しては、応急手当てを行い、医師のいる病院に診断してもらう必要がある。自費治療も可能
柔道整復院		
ほねつぎ		
整骨院		
整体院	国家資格不要	健康保険は使えない（自費治療のみ）

でさまざまな施術を行っています。そのため数軒の接骨院を調べれば、かなり高い確率で自分のニーズに合った治療院に出合えることでしょう。

自分の症状や目的に合った院へ行き、よりよい施術を受ける、またバランスの良い体にしていきたい場合は、接骨院か整骨院をお勧めします。

では、整体院とはどのようなところでしょうか。日本の医療、医薬品、健康、食品衛生関連に関する国家資格（厚生労働大臣免許）は次のとおりです。

医師・歯科医師・保健師・助産師・看護師・診療放射線技師・臨床検査技師・理学療法士・作業療法士・視能訓練士・臨床工学技士・義肢装具士・歯科衛生士・救命救急士・あん摩マッサージ指圧師・はり師・きゅう師・柔道整復師・言語聴覚士・薬剤師・管理栄養士

合計すると21あります。しかし、この中に整体師はありません。**整体師は国家資格を有した施術者ではないのです。**

そのため、整体院を開院するにあたっては特に資格が必要ありません。極端な例ですが、まったく体の勉強をしていなくても整体院を開くのは可能だということです。

整体院では国家資格が必要ないため、慰安目的で受ける時間単位のマッサージや矯正、気功など、さまざまな施術方法が整体院ごとに行われます。

また、整体院は前述したとおり国家資格が必要ないので、素人のような人からゴッドハンドと呼ばれるような人までが従事しており、同じ60分の施術でも2980円からわずか数十分でも数万円と、さまざまな価格設定が行われています。

そのため、整体院では安く手軽に受けられるところが人気となりますが、施術を受けた後にますます調子が悪くなったという人も少なくありません。単なる肩こりや腰痛にしろ、その原因はさまざまですので手軽な施術で良くなる場合がありますが、状態によっては体のことを専門で詳しく分かっている治療院に診てもらったほうがいい場合もあります。

整体院では健康保険が使えず自費治療のみですので、健康保険を使用する治療院と比べて治療方法に制限がありません。そのため、あまり聞いたことのないような治療法などを使用している治療院なども存在しています。

そのような治療法はまだインターネットなどにも関連情報が少ないため、治療の前に内容を確認しながら注意して受けるようにしてください。

とはいえ、手軽に長めの施術を受けて疲れを癒やしたいとか、ゴッドハンドと呼ばれる施術者の力量を試してみたいなど、さまざまな施術を受けてみたいという方には、整体院はお勧めです。

※1 厚生労働省『平成30年衛生行政報告例（就業医療関係者）の概況』(https://www.mhlw.go.jp/toukei/saikin/hw/eisei/18/) 中の『就業あん摩マッサージ指圧師・はり師・きゅう師・柔道整復師及び施術所（ＰＤＦ）』

※2 一般社団法人日本フランチャイズチェーン協会『過去のコンビニエンスストア統計調査』(https://www.jfa-fc.or.jp/particle/70.html) 中の『ＪＦＡコンビニエンスストア統計調査月報　２０１８年12月度（ＰＤＦ）』

健康保険が使える治療院、使えない治療院

前述したとおり、治療院には健康保険を使える治療院と、健康保険を使えない自費治療

のみの治療院があります。

健康保険を使える治療院には、国家資格を有した柔道整復師や鍼灸師、あん摩マッサージ指圧師が必ず常駐しています。しかし、健康保険を使えない治療院の場合には、国家資格の保有者や民間資格の保有者、または何も資格を持っていない者など、どのような資格の施術者がいるのか、その治療院の名称からでは分かりません。

健康保険が使える治療院（接骨院、整骨院）では柔道整復師が骨折、脱臼、捻挫、打撲、挫傷（肉離れ）に対応します。骨折と脱臼に関する応急処置は医師の同意が必要ですが、捻挫、打撲、挫傷（肉離れ）は医師の同意なしに健康保険を使っての施術が可能です。

したがって、もしケガをした場合は接骨院や整骨院で健康保険を使って施術を受けることができます。健康保険を使っての施術には冷罨法《れいあんぽう》（患部を冷やす）や温罨法《おんあんぽう》（患部を温める）、手技療法、電気療法、後療法、そして固定法などさまざまな方法があります。

鍼灸を扱う治療院（鍼灸院や鍼灸接骨院など）では医師の同意がある場合にのみ、6疾病（神経痛・リウマチ・五十肩・腰痛症・頸腕《けいわん》症候群・頸椎《けいつい》捻挫後遺症）で慢性的な痛みのあるものを、健康保険を扱って施術することができます。

ただし、医療機関との併用での施術は認められません。鍼灸で健康保険を使って施術できるのは、医師が指示した適当な治療手段が鍼灸施術であると認められた場合のみです。

鍼灸施術と並行して保険医療機関で同じ傷病の治療や投薬（湿布薬なども含む）を受けたい場合の鍼灸施術は、健康保険の対象になりません。

あん摩、マッサージ、指圧についても鍼灸施術と同様に、保険医療機関にて十分に治療目的を果たすことができない場合に限り、医師の指示のもとであん摩マッサージ指圧師が医療マッサージの施術を行う際に、健康保険を使うことができます。

あん摩マッサージ指圧師が対応する主な症状には、筋麻痺や関節拘縮、脳梗塞などによる半身麻痺、半身不随の方の麻痺の緩解、筋委縮の症状の改善を目的とした医療マッサージなどがあります。

ただし、あん摩マッサージ指圧師においても、健康保険を使って施術できない場合があります。疲労回復や慰安目的でのマッサージなどは健康保険を使っての施術はできません。また、単なる肩こりや腰痛の場合も健康保険を使った施術はできませんのでご注意ください。

国家資格者のいない整体院ではいかなる場合にも健康保険は使えません。しかし、健康保険を使った施術ができないのは悪いことではありません。なぜなら、健康保険の範囲外の施術も行えるということです。

この場合は自費治療なので、健康保険を使った施術に比べれば高額になりますが、健康保険の対象の縛りがないため、慰安や疲労回復目的での施術やストレッチ、筋力トレーニングなど、自分の好みに合わせた治療院を選ぶことができます。

最近では経営上の問題を受け、健康保険を使える治療院でも積極的に自費治療を取り入れるところが増えてきました。

健康保険を使用した治療だけを行っている治療院は、健康保険対象の患者さんにしか施術を行えません。しかし、前述したように今や治療院の数はコンビニエンスストア以上です。健康保険を使用した施術しか行わない場合、治療院に来る患者層は薄くなってしまうでしょう。

そのため昨今では、患者さんのニーズのある多様な自費治療を用意している施設が多くなってきました。つまり、患者さんの悩みに適した治療院の選択肢が増えているということです。

訪問介護と訪問施術

◆訪問介護とは

訪問介護と訪問施術。2つとも「訪問」と名称が付いているため、混同されることが多いサービスです。しかし両者は、**使用できる保険が介護保険と健康保険で、まったく内容が異なるサービスになります**。

訪問介護は介護福祉士や訪問介護員が要介護者1～5、または要支援者1・2の自宅を直接訪問し、食事・入浴・排泄など直接体に触れる「身体介助」をはじめ、掃除、洗濯、調理などの家事面における「生活援助」、通院時の外出移動の「通院介助」を行うサービスです。

たとえば、食事中の手伝いや見守りを行う食事介助、お風呂に入る際の手助けや洗髪、体の清拭《せいしき》を行う入浴介助、車いすや車への乗り降りなどの手伝いを行う移乗介助、おむつ交換などの排泄介助、褥瘡《じょくそう》予防や防止のために体を動かし、体位を変える体位変換などがあります。そのほか散歩補助や口腔洗浄なども含まれます。

生活援助とは、被介護者が一人暮らしであり、家族や要介護・要支援者本人が何らかの理由で家事を行えない場合に、必要な身の回りの世話をしながら日常生活をサポートするサービスです。具体的には、食事の準備、掃除、洗濯、ゴミ出し、日用品の買い出し、部屋の片づけ、整理整頓などが挙げられます。

これらの身体介助や生活援助を行う訪問介護は、被保険者へのサービスですので、ほかの家族の方が行う掃除や洗濯、日用品の買い出しの代行などは対象に含まれません。

通院時の外出移動の通院介助のサービスは、よく「介護保険タクシー」と呼ばれています。介護保険タクシーとは、訪問介護事業者の介護職員資格を持つ運転手による送迎を受けられるサービスで、車への乗降介助や移動介助なども含まれます。介護保険タクシーは要介護1以上の被介護者が対象で、介護保険が適用されます。

ただし、介護保険タクシーはどこへ移動するのにも利用できるのではなく、役所などの公的機関、通院、日常生活に必要な買い物などの限られた用途にのみ適用されます。

◆訪問介護の費用

訪問介護には介護保険が適用になります。訪問介護にかかる費用は、サービスの種類別の内容と利用時間によって1日当たりの自己負担額が決まります。料金などについては自治体や市区町村、事業者によって異なるため、詳細な金額はそれぞれに問い合わせてみてください。

また、訪問介護を利用するにあたっては、どの事業者を選べばいいのか迷うと思います。事業者との相性は、介護を受ける本人だけでなく、家族にも大きな影響を与えるため、妥協することなくニーズに合った事業者を選ぶことが重要です。

複数の事業者を比較して、費用面はもちろん、事業者からの説明やサービスの内容と質をしっかりチェックしてからサービスを受けるようにしましょう。

◆訪問施術とは

訪問施術は、訪問マッサージと訪問リハビリテーション、そして柔道整復師による往療に大別できます。

先ほど、訪問リハビリテーションは介護保険が適用されると述べました。さらに詳しく説明すると、基本的には介護保険が適用になりますが、末期の悪性腫瘍やパーキンソン病関連の疾患など「厚生労働省が定める疾病等」に該当する場合は医療保険が適用になります。

訪問マッサージは健康保険が適用となる場合があり、介護認定などは関係ありません。訪問リハビリテーションでは理学療法士、作業療法士、言語聴覚士などが施術を行うため、医師の指示書または診療情報提供書が必要となります。医師の指示に従っての施術となり、医師の指示がなければ施術は行えません。

訪問マッサージを自費で受ける場合は、患者さんと施術者間での個人契約となるため、医師の同意書や指示書、診療情報提供書などは必要ありません。しかし健康保険を適用した施術を行う場合には、医師の同意書と診断書が必要となります。これは、訪問マッサージを行うことが病気の改善に有効であると医師が同意するということです。

また、脊椎損傷による筋麻痺やパーキンソン病、リウマチによる拘縮、寝たきりや日常生活が困難な症状なども、医師の同意があれば健康保険を使用して訪問マッサージを受けることができます。

訪問リハビリテーションで期待される効果として、立つ・歩く・座るなどの動作のほか、姿勢を維持したり、トイレや入浴など日常生活におけるさまざまな動作を行えるように、必要となる筋力の低下を予防する点があります。

一方、訪問マッサージでは血液やリンパの流れの改善、関節可動域の拡大、運動機能の向上などが期待されます。

そして、柔道整復師による往療は健康保険を使っての施術となります。往療を受けるにあたっては、足周りの骨折、不全骨折（骨にヒビが入っているなど）、股関節脱臼、急なぎっくり腰などによる歩行困難と安静が必要とされるなど、やむを得ない理由が必要です。これらの理由があった際に、患者さん本人や家族の求めに応じて柔道整復師が患者さんの家に行き、手技療法などの施術を行うことができます。

柔道整復師による往療はやむを得ない理由の場合に行われますので、単に「行くのが面倒だから」などの理由では受けられません。

また、実際にケガをされている場合でも、家族が車を運転するなどして付き添えるときは往療を受けることはできませんので注意してください。

以上のように、訪問介護と訪問施術は似ているようでまったく違う内容になっています。どちらを利用するかはかかりつけの医師に相談し、実際に事業者の話を聞きに行くなどして慎重に決めるといいでしょう。

また、状況によっては訪問介護と訪問施術を組み合わせて受けることも可能です。訪問介護や訪問施術を受けることができれば、患者さんやそのご家族の方が日常生活を続けていく上で心強いことでしょう。かかりつけの医師によく相談しながら、訪問介護や訪問施術を上手に活用してください。

健康保険を使った施術だけでなく、自費での施術を組み合わせるのもいいと思います。

理学療法士（リハビリ）と治療院の施術は何が違うのか？

◆理学療法士によるリハビリテーションには医師の診断と指示が必要

理学療法士は厚生労働大臣が認可する免許が必要な国家資格で、**医師の診断と指示を受けてリハビリテーションを行います。逆を言えば医師の診察と指示がなければ、理学療法士から健康保険や介護保険を使ったリハビリテーションを受けることはできません。**

リハビリテーションには、ケガや病気などによって体に障害があり、それを機能改善するイメージが強いですが、本来はもっと広い意味を持ち、身体的、精神的、社会的に最も適した生活水準に復帰するためのあらゆる手段を指します。

歴史をさかのぼると、リハビリテーションには「権利の回復、復権」「犯罪者の社会復帰」、さらにヨーロッパでは「教会から下された破門が取り消されて復権すること」など、非常に広い意味で使用されています。

リハビリテーションでは、患者さんの状態に合わせて、健康保険から介護保険まで保険適用の種類が変わってきます。

理学療法士が主に働く場所は病院や整形外科です。そのため、理学療法士によるリハビリテーションを受けるには、まずは医師の診断を受けることから始まります。

理学療法士は主に、マッサージや電気治療、温熱治療といった物理療法を行いながらストレッチやトレーニングを行い、立つ、歩く、座るなどの動作の訓練を続けることで患者さんのリハビリテーションをサポートします。

理学療法士を必要とする患者さんには、必ずしも加齢によって体の機能が衰えてきた高齢者のみではなく、脳卒中や脳梗塞などの後遺症で体が不自由な方、スポーツでケガをした選手、日常での動作でケガをされた方まで多くの人が含まれます。

健康保険を使ったリハビリテーションの期間は、原則3カ月間です。

◆理学療法士と柔道整復師の違い

多くの人が理学療法士と柔道整復師を混同してしまいがちです。

柔道整復師も理学療法士と同様に、厚生労働大臣の認可による国家資格免許が必要です。

柔道整復師は日常生活でのケガや骨折、脱臼、捻挫、打撲、挫傷（肉離れ）に対して健康保険を使って、電気治療、冷却治療、温熱治療、運動療法、手技療法などの施術を行います。

骨折と脱臼に関しては応急処置の場合を除き、医師の同意のもとに施術をしなければなりませんが、捻挫、挫傷（肉離れ）、打撲に関しては医師の同意がなくても施術することが可能です。

理学療法士と柔道整復師を混同してしまう理由の一つに、両者とも同じ機器を使用して治療を行う点があるでしょう。

柔道整復師は「後療法」として、患部の回復を早めるために、さまざまな刺激を加える施術を行います。

後療法には、電気や光、熱、水などの物理エネルギーを利用して刺激を与えることで正常な身体機能を取り戻していく物理療法と、手や肘を使って患者さんの体に刺激を加えることで筋肉を緩めたり、自然治癒力を高める手技療法があります。

また、運動によって機能回復を促進する運動療法もあります。

これらの施術は理学療法士のリハビリテーションと似ているのです。そのため、患者さんは、理学療法士のリハビリテーションと柔道整復師による後療法のどちらを利用すべきかで迷うことになります。

◆理学療法士と柔道整復師のどちらを選べばいいのか

まず保険を使用する観点からは、リハビリテーションのほうが介護保険や健康保険を使用できる場合が多くあります。また、理学療法士は医師がいる病院や整形外科などに勤務していることが多いので、医師が「リハビリテーションが必要」との指示書を出せば、介護保険や健康保険を使用することができます。

そのため、症状がつらくて悩んでいるのであれば、多くの場合は介護保険や健康保険を使用したリハビリテーションを受けることができます。

一方、柔道整復師の場合、健康保険を使用できるのは骨折、脱臼、捻挫、打撲、挫傷（肉離れ）の、後療法での運動療法のみです。これらの疾患以外では健康保険を使った施術を受けることができません。

そのため、柔道整復師のいる接骨院や整骨院、整体院などの治療院では多くの院が自費治療による運動療法を行っています。

自費治療なので、必ずしも運動療法といった名称でメニューが出されているとは限りませんが、ストレッチやパーソナルトレーニングなどのメニューで、健康保険などの制限を受けない、より柔軟な施術を利用することができます。

したがって、自分に合った施術を受けたいという方は、柔道整復師がいる接骨院や整骨院、整体院などに相談するといいでしょう。

このように、理学療法士のリハビリテーションは医師の診断がないと受けられないため、いったん医師の診察を受ける必要がありますが、治療院でのリハビリテーションは捻挫、挫傷（肉離れ）、打撲に限り医師の診察と同意がなくても施術を受けられるので、利便性が高いと言えます。もしも骨折や脱臼の疑いがあった場合でも、治療院の先生は必要に応じて病院を紹介してくれますので、まずは治療院で診てもらうほうがいいと思われます。

私見ではありますが、実際に行われるリハビリテーションと治療院での運動療法では、施術者の技術ややり方の違いがあるとはいえ、あまり差はありません。

したがって、健康保険、介護保険を使用してリハビリテーションを受けたいのであれば理学療法士のリハビリテーションを選びましょう。骨折、脱臼、捻挫、打撲、挫傷（肉離れ）の後療法として健康保険を使って運動療法を受けるのなら、接骨院、整骨院が選択肢になります。保険の範囲にこだわらず、より自分の悩みに沿った自費での施術を受けたい方は接骨院、整骨院、整体院を、といった選び方でもいいでしょう。

また、病院や整形外科では18時を過ぎるとほとんどの院が診療を終了していますが、接骨院、整骨院、整体院では20時から22時くらいまで診療している治療院がありますので、どうしても夜遅くにしか施術を受けられない方は治療院を検討されてはいかがでしょうか。

さらに、理学療法士のリハビリテーションは前述したとおり原則3カ月ですが、治療院では自費治療も併用できるので、期間にとらわれずに施術を受けられます。病院でのリハビリテーションは3カ月で終わったけれどもまだ症状が残っている、という場合も治療院を検討されるといいでしょう。

子どもから高齢者まで幅広い年齢層が利用している治療院

最近の治療院、主に接骨院、整骨院、整体院、鍼灸院などには、各院の強みを打ち出して特化しているところが多くみられます。

たとえば、女性をターゲットにした美容整体・小顔矯正・美容鍼《びようしん》など、多くの美容メニューやエステ機器を導入していることを売りにしている治療院、若い層をターゲットにしたトレーニングに特化したジムのような治療院など、多種多様な治療院が存在します。

このような治療院には、ほとんどの場合、ターゲットに当てはまらない人が来院することはありません。つまり、通院圏内であってもその治療院の患者さんになる可能性が少ないというケースが増えているのです。

しかも、これらの治療院は特定の施術に特化をしている分、ほとんどの施術が自費負担となり、料金も高額になる傾向があります。ターゲットが明確な治療院は、想定する患者さんの利用目的――たとえば痩せたい、肌をきれいにしたい、小顔になりたい、筋肉をつけたい、引き締めたい――などを絞り込んでいます。

このような特化型治療院とは逆に、子どもから高齢者まで幅広い年齢層が利用している治療院も存在します。このような治療院の特徴として、予約制を採用しておらず、体に気になることがあったら、診療時間内であればいつでも容易に治療を受けられる点が挙げられます。

予約制の治療院では、少し体がつらいな、と感じたからといって、ふらっと行くことはできません。しかし予約制のない治療院であれば、部活動や家事など、日常生活でのちょっとした不調やケガでも気軽に行くことができます。

そして、誰もが体験するつらさと言えば「痛み」です。幅広い年齢層に利用されている治療院は、痛みを取り除くことに特化した治療院ともいえます。

子どもは、日ごろから走り回っていて転んだり運動中にケガをしますし、大人は不慮の事故で転倒するなどさまざまな要因でケガをします。また、近年はスマートフォンやパソコンの普及により、「スマホ肩」と呼ばれるように慢性的に首や肩、腰が痛くなる人が増えてきています。

このような慢性的な痛みを感じている人は、統計によれば約2315万人と、日本人の成人の実に22・5％に相当するといわれています。その中でも、およそ7割の方が治療などを受けていないというデータがあります。そして慢性痛の症状の約56％が腰痛、約28％が四十肩と肩こり、約20％が頭痛といわれています(※3)。

もちろん、慢性痛には健康保険は使えませんが、自費治療で慢性痛の原因である姿勢不良や筋力不足などを改善するための骨盤や姿勢の矯正、器具を使ったトレーニングや電気刺激を利用したトレーニング〔「EMS」と称されるもの（129ページ参照）〕を行っている治療院では、健康保険を使った骨折、脱臼、捻挫、打撲、挫傷（肉離れ）の施術も行っていることが多いので、子どもから高齢者まで幅広い年齢層の方に利用されているのです。

以上のように、痛みを取り除くのに特化した治療院の多くは短期集中型で、1〜2週間、長くても3カ月以内を目安に施術メニューを組むことが多いです。通院回数も、ケガなら当初は毎日、慢性的な症状の方でも週に2回程度は通院するのが理想的です。

このように、通う回数が多くなりがちなため、自費治療だとしても1回当たりの施術はそれほど高額には設定されていないところがほとんどです。そのため多くの方が通いやすいのではないでしょうか。

また、忙しいお母さんのためにキッズスペースなどを設けて、子どもが小さくても安心して施術に来られるように工夫している治療院も見受けられます。

※3　ムンディファーマ株式会社『「痛み」に関する大規模調査「Pain in Japan 2010」実施』(https://goodcycle.net/ijinet/viewFile.php?id=12096)

治療院とリラクゼーション店の違い

皆さんは、治療院とリラクゼーション店の差や見分け方をご存知でしょうか？

第1章では接骨院と整骨院、そして整体院の違いについて解説しました。ここでは、近年身近となった「リラクゼーション」の店についてお話しします。

最近、ショッピングモールの中や駅前通りなどで次のような看板を見かける機会が増えてきました。

「全身もみほぐし60分　２９８０円!!」

「手もみ　ほぐし　１９８０円～」

「ボディケア　足つぼ　２０００円～」

このような看板は、ホテルやスーパー銭湯などにも併設されていることが増えました。

これらのように、ボディケア・もみほぐしの部位や施術時間、価格をうたっているのがリラクゼーション店です。

実は私自身も、勉強のために二度ほどリラクゼーション店を体験したことがあります。

そこでは、スタッフの方に「いらっしゃいませ、ご予約されていますか？」と尋ねられますが、空いていれば予約なしでもサービスを受けることができます。

サービスを受けたい旨を告げると、「かしこまりました、それではまずこちらの用紙へのご記入をお願いいたします」と言われて、接骨院や整形外科の問診票のようなカウンセリングシートを手渡されます。そこにはどこが疲れているか、こっているかなどを記入する欄があります。

カウンセリングシートの最後には、次のような注意書きが記載されています。

「当店のサービスはリラクゼーションを目的としており、治療を目的としておりません。

体調に異常が出た場合に関しましては、当店では一切の責任を負いかねますのでご了承ください」

そして、この主旨に同意を示すサインをすることを促されます。

私は「サインをしなければどうなりますか？」と尋ねたことがあります。

するとスタッフの方は、「当店でのサービスを受けていただくことができません。サインをしていただけないようであればお帰りください」と言われました。

つまりリラクゼーション店は、治療を目的としていないのです。

そのため、スタッフには治療家としての資格は必要ありません。たとえば、大学生がアルバイトで働くことができますし、別に本業を持つ会社員が夜だけ副業としてセラピストとなって働くことも可能です。このように、一般の方でも勤めることができるのがリラクゼーション店の特徴です。

スタッフの中には民間資格を有した整体師もいます。しかしそれは、個人で勉強をされていたり、高額なセミナーを受講したりして勉強されている方が在籍している場合です。

このとき、治療という観点から見れば、養成学校で3年以上学んだ後に国家資格を取得している治療家と、無資格のリラクゼーションのスタッフとでは、治療に関する知識量や経験で歴然とした差があることが分かります。

リラクゼーション店と治療院では利用目的が異なる

前述したように、治療院とリラクゼーションの違いは、利用目的が異なることです。リラクゼーションを直訳すると「息抜き」「くつろぎ」「緊張を解く」といった意味があります。つまり、リラクゼーション店は「癒やし」を求めて利用するところです。一方、治療院は「治す」ところです。

したがって、**癒やしや気持ちよさを求めているのであればリラクゼーション店に行けばいいのですが、痛みやつらさを改善したいのであれば治療院に行くべきです。**

ですから、リラクゼーション店のスタッフ（セラピスト）に「肩の痛みを治してほしい」「腰の痛みを取り除いてほしい」と要求しても対応できません。そのような治療を求める場合は治療院に行かなければなりません。

逆に、治療院で「30分間もんで気持ちよくしてほしい」と要求しても、「それなら、リラクゼーション店に行かれたほうがいいですよ」と言われるかもしれません。

そしてもう一つ、あまり知られていないことに、「マッサージ」という言葉の使い方があります。

表２　治療院とリラクゼーション店、マッサージの違い

	施術者	資　格	目　的
治療院	治療家	3年以上養成学校で学んだ後に国家資格を取得している治療家	治療するところ
リラクゼーション店	セラピスト	スタッフには治療家としての資格は必要がない	「癒やし」を求めて利用するところ
マッサージ（あん摩マッサージ指圧院）	あん摩マッサージ指圧師	3年以上養成学校で学んだ後に国家資格を取得している治療家	体の不調を緩和する

実はマッサージは、「あん摩マッサージ指圧師」という国家資格を持つ治療家しか行えない施術なのです。

したがって、リラクゼーション店でも治療院でも、看板やメニューに「マッサージ」を明記することは基本的にありません。

もし明記されていた場合は、そのリラクゼーション店や治療院にあん摩マッサージ指圧師の国家資格の保有者が在籍しているのかもしれません。

以上のように、リラクゼーション店と治療院とでは、そもそも利用目的が異なることを知っておいてください（表2）。

不良治療院にご用心

なんでも治せると豪語する治療院

まれに、「なんでも治せます!!」と豪語している治療院があります。極端な場合は、「がんから何から全て治せます!」くらいのことをうたっている治療院すらあります。

冷静に考えればありえない話だと分かるのですが、悩みや不安を抱えている患者さんからすれば、藁《わら》にもすがる気持ちでそのような治療院を訪ねてしまうこともあるのでしょう。

残念ながら接骨院や整体院、鍼灸院などの治療院で行える医療類似行為の範囲では、がんを治療できる医学的な根拠はいまだありません。たとえ口頭であれ、治療院でがんが治るなどと言った場合は、景品表示法に抵触する恐れもあります。

そういった治療院では、高額で怪しげな物を買わされたり、治療費自体が高額だったりしますので注意が必要です。

もしあなたが、あるいはあなたの周りの人がこのような治療院に行きそうになったら、ここはひとつ冷静になりましょう。

かつて、そういった治療院に通われていた患者さんの一人から話を聞く機会がありました。

すると、治療院の先生自身が、自分はひどい腰痛持ちだと治療中に話していたそうです。さらに話が進んでいくと、その先生は花粉症や頭痛などの症状もあるのだとのこと。

なんでも治せると豪語している本人が、腰痛に花粉症、頭痛持ちだと言うのです……。

結局その患者さんは、その怪しげな治療院に通うことをやめました。

第2章

治療院選びのファーストステップ

治療してほしい？　癒されたい？　きれいになりたい？

ひと口に治療院といっても、全国には数多くのさまざまな治療院が存在します。

これらの治療院の中から自分に適した治療院を探すためには、最初に「自分は治療院で何をしてもらいたいのか？」を問い直す必要があります。

自分が今抱えている症状の治療をおおむね委ねてもいい、と思える治療院の先生を見つけるために、本章では皆さんそれぞれのニーズに合わせた治療院の選び方に関するアドバイスをさせていただきます。

まず、「治療院で何をしてもらいたいのか？」という自問に答えるには、そもそも「治療院に行こう！」と思ったきっかけがあったはずです。

治療院に行って「痛みを治してもらいたい」「姿勢や体の見た目を直したい」「みっちりもまれて、そのときだけでも楽になりたい」など、人それぞれに求める目的は異なります。

つまり、「治療院でどんな悩みを解決したいのか」を明確にすることが、治療院選びの一番のポイントといえます。

私は、ほかの治療院で治療を受けた患者さんから、次のような話を聞くことがあります。

「あそこの治療院に行ったら、思っていたようなことをやってもらえなかった」

このような不満を感じてしまう原因としては、その**患者さんが治療院に対して期待していたニーズと、治療家側の意図に相違があることが考えられます。**

こうしたズレを生じさせないためには、患者さんと治療家の双方が、治療の目的を共有した上で治療方針を決めることが必要です。

①治療を望む場合は問診や視診を重視するところを選ぶ

患者さんが治療を受ける必要性を感じている場合について考えてみましょう。

治療には、骨折、脱臼、打撲、捻挫、挫傷（肉離れ）など急性症状のための治療から、頭痛や腰痛、肩こり、神経痛などの長期にわたって体に負担がかかり続けている慢性的な症状の治療まであります。

急性の症状で多いのが、日常生活で発生するぎっくり腰や寝違え、スポーツや運動中に起こす肉離れ（挫傷）です。学生時代や日常生活において、一度は経験したことがあると思います。

そして、これらの症状の一つひとつにさまざまな原因があります。

このような急性の症状は、接骨院や整骨院などの健康保険が適用になる治療院で処置することをお勧めします。国家資格を持った柔道整復師は外傷のスペシャリストですので、早期回復に向かわせるために、治療前に必ず行うことを心得ているからです。

柔道整復師は、既往歴や家族歴、日常生活スタイルなどを聞く「問診」や、体の左右の比較を行いながら異常部位の大きさや変形の状態（腫脹）を確認したり、顔色や表情などを見る「視診」を行います。また、患部の疼痛動作や熱感の有無などを、体に直接触れて各部の特徴をみる「触診」も行い、患者さんの状態を把握します。

これらを総合的に判断しない限り、正しい原因も分かりませんし、適切な処置も行えません。この確認を怠ると、治療を施したにもかかわらず痛みが強くなったり、なかなか治らなかったりすることがあります。

したがって、急性の症状を治したい方は、患者さんの状態を一から把握しようとしてくれる治療院を選びましょう。

次に、肩こりや長年の腰痛などの慢性症状を治したいという方に適切な治療を施すためにも、患者さんの状態を把握する必要があります。

慢性症状の場合は、急性期（症状が急に現れる時期）と異なり、症状として現れているのが1～2カ月前からだったり、長い方だと何年も同じ症状が続いて悩まれていることがあります。このように、直近の原因が確定できない慢性症状の場合は特に、患者さんの状態を把握して根本的改善が必要な部位を明確にすることが重要です。

たとえば、AさんとBさんの二人が同様に腰の重だるさを感じ、治療院に来院されたとします。AさんもBさんもまったく同じように治療を受けてもらいました。しかしその結果は、Aさんは腰の重だるさが改善されたにもかかわらず、Bさんは重だるさがまったく改善されませんでした。

これは、AさんとBさんの性別や身長、体重差、そして生活スタイルが異なるためです。肩こりの原因が頸椎にある人がいれば、足の立ち方が原因の人もいます。また、骨格が原因の方もいれば、筋肉や神経、血管、内臓が原因の方もいます。そのため、「肩こりはこの治療」「腰痛はこの治療」などと、治療を固定しているような治療院は避けたほうがいいでしょう。

私も患者さんの治療においては、おおよその体の見立てを行いつつも、実際にその日の患者さんの来院時の表情や声のトーン、姿勢などを総合的に診ながら治療にあたるように心がけています。

体の不調を本気で治したいと思っている方は、症状の原因を問診などで詳しく探ろうとしてくれる治療院を選びましょう。

②癒やしを求める場合は施術以外の要素も重要

次に、治療院で癒やされたいと思っている方についてご説明します。癒やしを求めている場合は治療とは目的が異なってきます。

癒やされたい方は「スッキリしたい」「長くもまれたい」など、そのとき楽になればいいということが目的でしょう。

治療院によりメニューは異なりますが、指圧やストレッチ、リンパマッサージ、鍼などの施術で自律神経の調節を行ったり、一時的に筋肉を緩めたり、血流を良くすることにより、体は楽になります。

この場合は治療とは違うため、「ここをもんでほしい」など、患者さんから指示を出せるような治療院が望ましいということになります。

このようなときに間違って、治療を主として行う治療院に通院してしまうと、患者さんの体の状態や原因などを説明された上で、期待とは異なる施術が行われてしまいます。

接骨院にも「もんでもらいたいから来た」などと、治療を目的とはせずに来られる方がいます。たしかに接骨院でも、自費メニューとして延長手技を行う院もありますのでまったくのお門違いとはいえないのですが、どのような施術が行えるかをあらかじめ把握してから訪ねたほうがいいでしょう。

癒やされたい場合には、施術だけでなく院内の雰囲気や治療院のスタッフの対応の仕方など、施設の心地よさも重要になってきます。

院内の雰囲気が明るい治療院がいいのか、静かな治療院がいいのか。あるいは、ハキハキしている先生なのか、物静かで落ち着いた先生なのか、どちらに癒やしを感じるかは患者さん次第です。したがって、自分に合いそうな院の雰囲気やスタッフを見つけることが重要です。

また、癒やしを求めてきたのに、院内の床にゴミが落ちていたり、ベッドに敷いてあるタオルが整っていなかったりする場合は失望することもあるでしょう。

これらは院内に入ってみないと分からないのですが、癒やしには重要な要素です。

③きれいになりたい場合は矯正施術を行っている治療院へ

きれいになりたいと望んでいる方は、体のどの部分をきれいにしてもらいたいのかという要望が明確だと思います。

その場合、「美脚になりたい」「お腹を引き締めたい」「小顔になりたい」などのように、特定の気になっている部分の改善ができる治療院を選びましょう。

治療院で行っている施術には、美容整体や産後骨盤矯正、O脚矯正、小顔矯正など、効果が見た目で分かるような筋肉、骨格、リンパなどの矯正に関する施術も多く含まれます。私どもヒューマンアジャストグループの治療院でも、慢性症状や急性症状の治療のほか、猫背や外反母趾、美顔などが気になる方が多く来院されるので、きれいになるための矯正施術もさせていただいています。

私も、ご自身の体の見た目を気にする方の来院が多いことを実感しています。

近年はインターネットで治療院の情報が閲覧できる時代ですから、まずはインターネットで地域名と「きれい」に関するワードで検索してみてください。上位に名前が挙がってくる治療院ほど、患者さんの求める施術を行っている可能性が高いでしょう。

とはいえ、インターネットの情報だけで安易に判断して治療院を選ぶのは危険な場合もあります。実際に施術してもらったら、ただもまれただけで効果を実感できなかった、などということもありますので、電話をかけたり院内に足を運ぶなりして、施術内容を先生から聞くことが、自分の要望に適した治療院を探す確実な方法です。

もし、無料体験などを試せる治療院であれば、一度体験することをお勧めします。この

とき、施術プランを細かく明確に組んで、何回の施術でどのくらいの効果が得られるなど、分かりやすく説明してくれる治療院を選びましょう。

以上のように、「治してほしい」「癒されたい」「きれいになりたい」などの目的によって治療院の選び方が異なってくることを知っておいてください。

ご自身の悩みが具体的に分かるようになりましたら、次に着目するポイントは、ご自身の悩みを解消するためにはどの資格を持っている治療家だったら適切な施術を受けられるのか、また資格によって得意分野はどのように異なるのか、これらについても覚えておくといいでしょう。

治療院、治療家といってもいろいろな資格があります。治療院を設立できる資格は大きく分けて、国家資格と民間資格の2つに分類されます。

国家資格には「柔道整復師」「あん摩マッサージ指圧師」「鍼灸師」「理学療法士」があり、厚生労働省が認定した学校や養成施設を修了して受験資格を得た上で国家試験に合格した者のことを指します。

民間資格には「整体師」があり、整体学校など、受講する場所により習う内容が異なります。

これら2つの大きな違いは、国が認めているかどうかです。
次に、資格ごとの得意分野を確認しておきましょう。

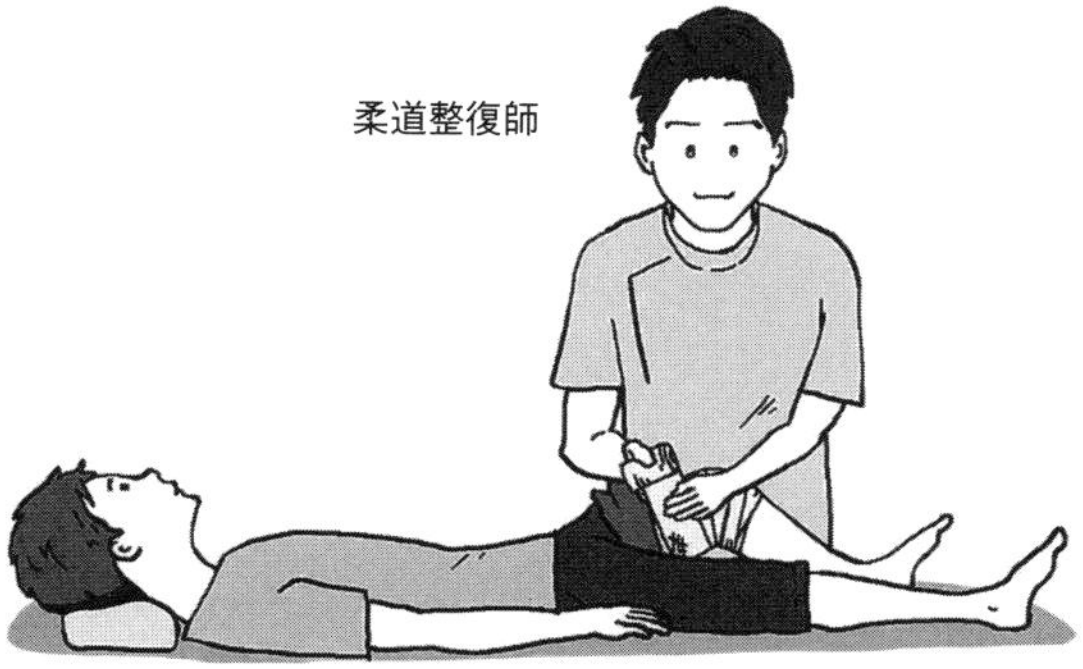

◆柔道整復師

柔道整復師は急性期の外傷処置を行える資格で、骨折、脱臼、捻挫、打撲、挫傷（肉離れ）の処置が行えます。ただし、このうち骨折と脱臼に関しては、応急手当てを行い、医師のいる病院に診断してもらう必要があります。

名称に「接骨院」「整骨院」「ほねつぎ」の文字が入っている治療院は、柔道整復師が在籍している治療院を指します。

柔道整復師は人間の筋、腱、神経、骨格や解剖学など、人体に関する知識を学んでいるため、外傷処置はもちろんのこと、人間の構造などの体に関することは熟知しており、外傷のスペシャリストといえます。

治療を目的とした施術を行うことが多いため、痛みの原因を根本的に改善してほしいと思っている方は、柔道整復師が所属している治療院を探すようにしましょう。包帯の固定方法やテーピングなどについて、日常生活で支障を来さないような処置の指導が受けられます。

また、外傷を起こしてしまう根本的な原因を究明し、痛みを起こさない体づくりの施術も行います。

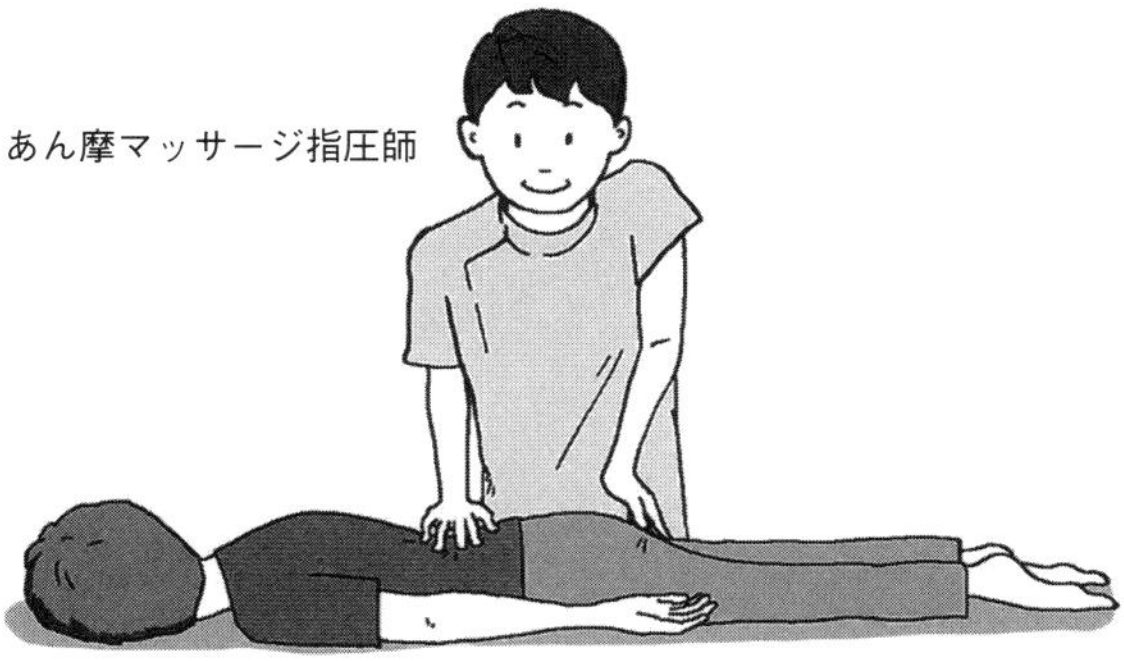

◆あん摩マッサージ指圧師

あん摩マッサージ指圧師は、手技（なでる、摩《さす》る、押す、叩く）などを用いて患者さんの不調としている部分の改善を行います。

施術の目的の一つは、血流の改善や筋肉の硬結をほぐすことで、そのために該当部位の指圧を行います。電気治療などの物療機器を使わないので、電気などが苦手な方はあん摩マッサージ指圧師のいる治療院に行ってみるといいでしょう。

もう一つの目的は、マッサージによって人に癒やしを与えるリラクゼーションマッサージです。リラクゼーション店に勤め、60分もみほぐしのような施術を行うあん摩マッサージ指圧師もいらっしゃいます。

リラクゼーション店では民間資格者だけでなく、国家資格保有者が働いていることもあります。手技での施術は治療家によって押す強さに違いがあるので、好みの強さを伝えるといいでしょう。

あん摩マッサージ指圧師は、「病院」「整骨院」「鍼灸院」「施術所」「治療院」などの施設に在籍しています。

◆鍼灸師

鍼灸師《しんきゅうし》は、鍼師《はりし》、灸師《きゅうし》という2つの国家資格を持った人です。

ほかの資格とは異なり、「はり」や「きゅう」を使って健康回復のためや機能改善などの治療を行います。

はりやきゅうの使用方法には多様性がありますが、痛みの除去などの即効性が高く、体

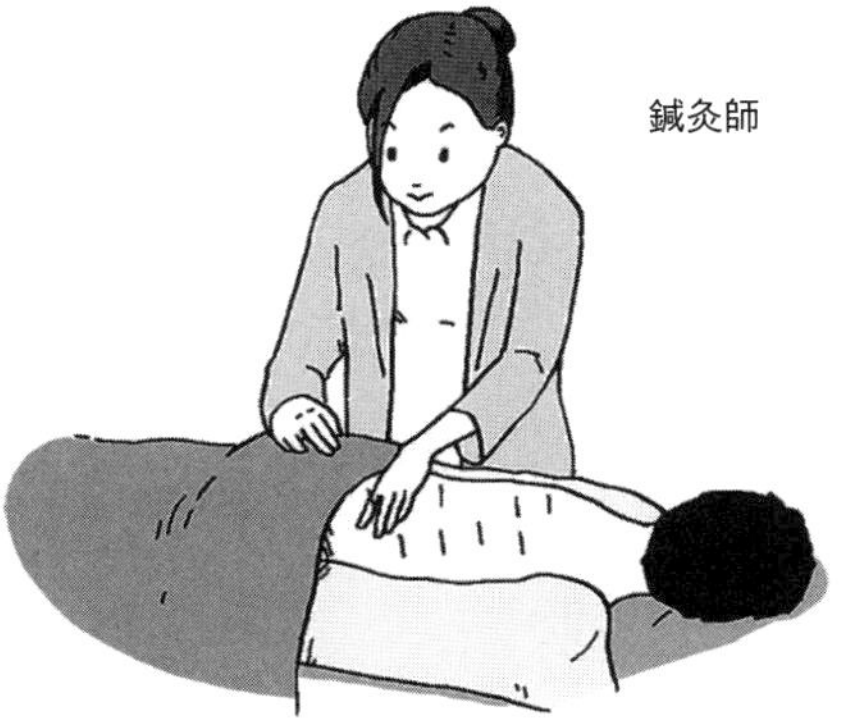

のツボを刺激することで、人間本来が持つ自然治癒力を高めていきます。

また、肩こりや五十肩、腱鞘炎などの外傷に対処できるだけでなく、内臓疾患や自律神経の調節など、幅広い範囲で施術を行うことができます。

ですから、ほかの治療方法でなかなか良くならなかった症状などがある場合は、一度、鍼灸ができる先生の治療院で施術を受けてみるのもいいでしょう。

さらに、鍼灸師は美容鍼などの美容系にもはりの施術を行うことがあり、ホルモンバランスを整えてダイエットに効果のある施術を行います。

鍼灸師は、「鍼灸院」など、名称に鍼灸の文字を含む治療院に在籍しています。

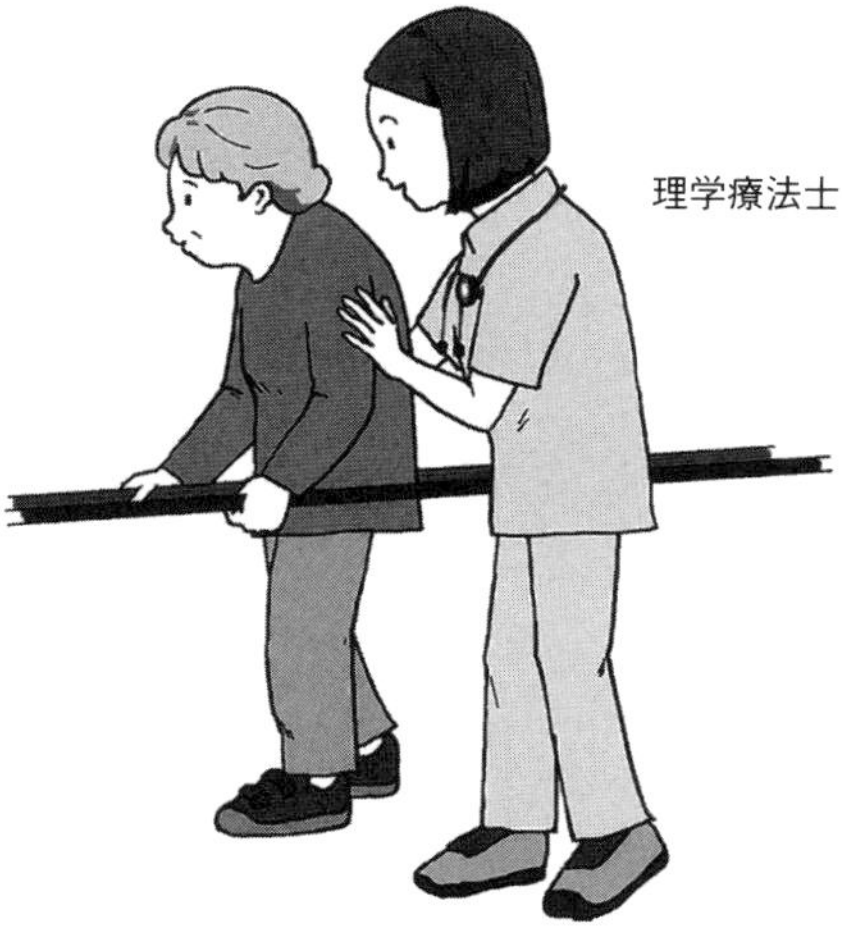
理学療法士

◆理学療法士

理学療法士は、病気や外傷が原因で、歩く、立つ、座るなどの動作が不自由になり、体の痛みを感じる患者さんの治療を行い、運動機能を高めるようにします。

理学療法士には開業資格がなく、総合病院や整形外科などで患者さんのリハビリの施術を行い、その多くは医師の指示に従ってマッサージや電気療法、温熱療法といった治療を行いながら、歩行訓練や車いすの訓練も行います。

特に、脳梗塞などを患い、その後遺症がある患者さんやスポーツでケガをしたアスリートの機能訓練などのサポートを得意としています。

前述のように開業資格はないため、接骨院や整骨院、鍼灸院としては開業できません。

そのため、治療院よりも病院内のリハビリ施設に勤めていることが多いです。

以上が国家資格別による施術の得意分野です。いずれの資格においても体の構造は必ず勉強しますが、施術を行う手段はそれぞれで異なります。

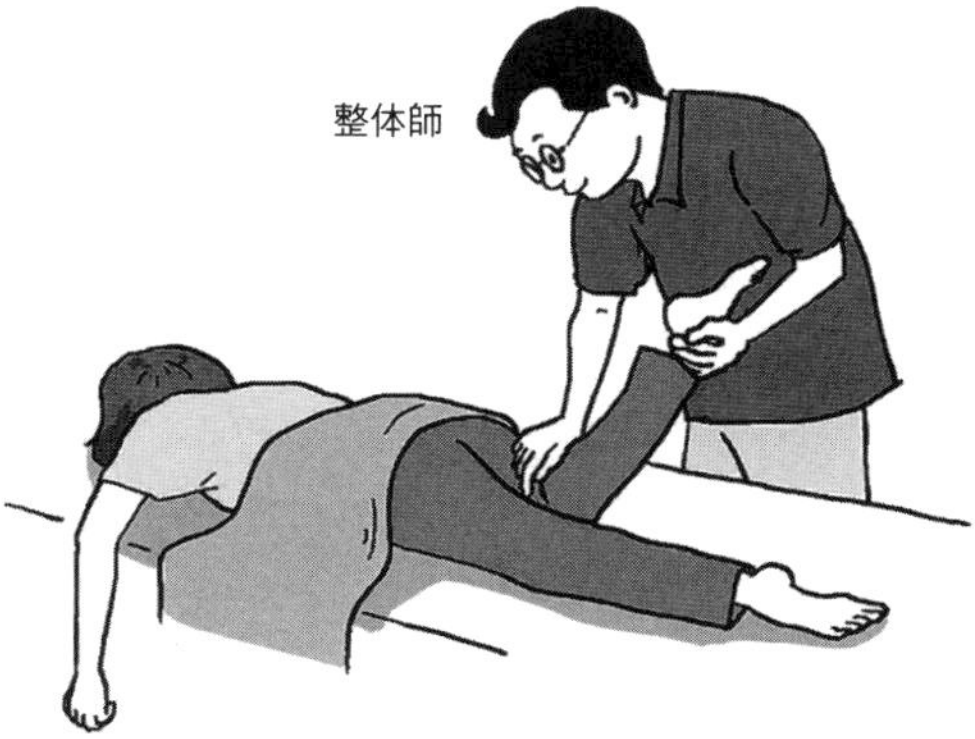

◆整体師

それでは、民間資格の「整体師」の得意分野はどのようなものでしょうか。

整体師は体の骨格を整えるために手技治療や歪みの調節を行い、人体を健康な状態に戻す施術を行います。カイロプラクティックは海外で考案された施術ですが、この技術を行っている治療院も多くあります。

整体院には主に「治療」を行いながら、根本改善など、その場で痛みを取り除く技術をお持ちの先生もいます。

整体師は民間資格のため、必ずしも取得しなくても整体院を開業することができます。最近では、国家資格者であっても整体院として開院する施術者も多くいます。

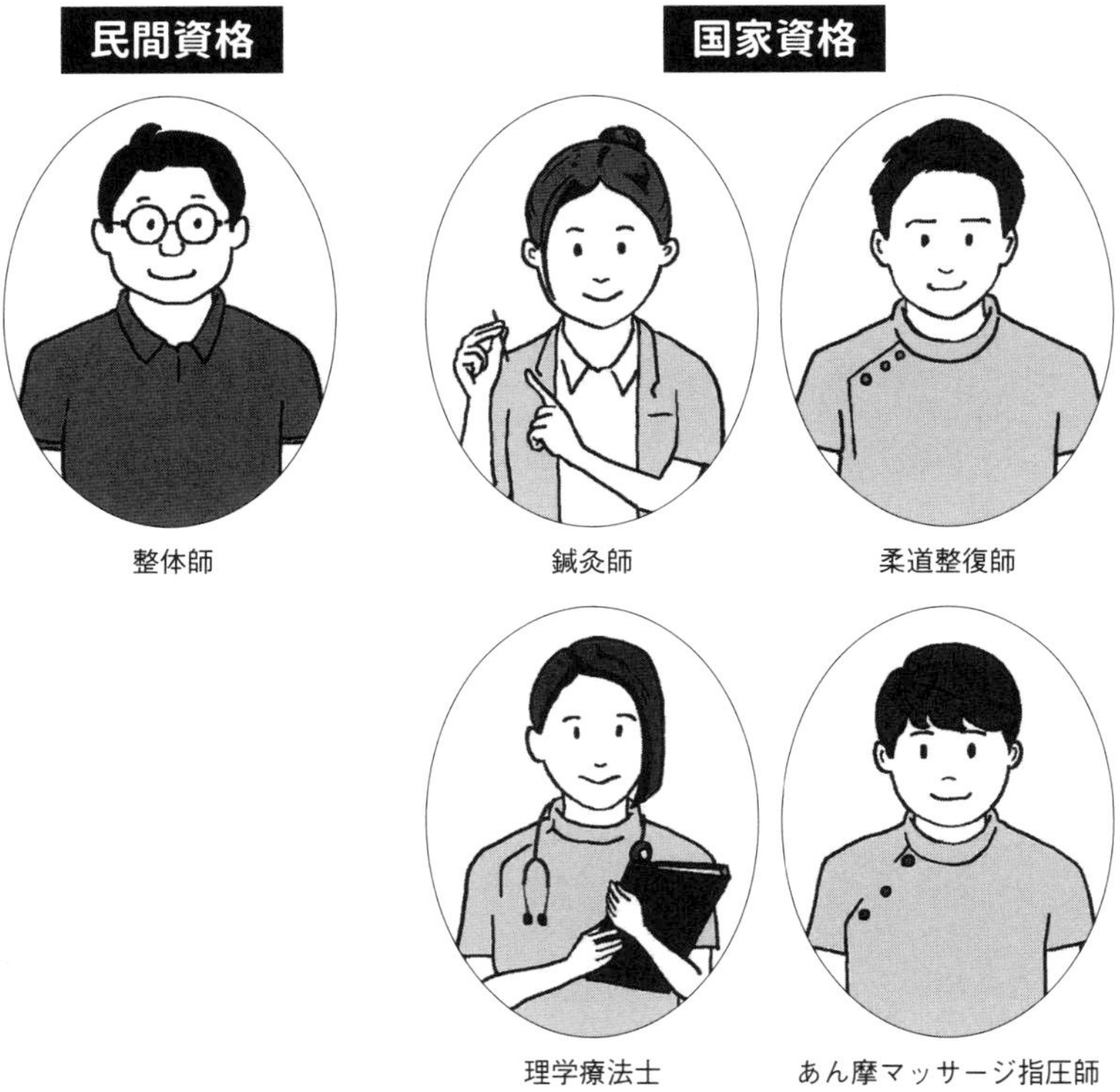
民間資格
国家資格
整体師
鍼灸師
柔道整復師
理学療法士
あん摩マッサージ指圧師

民間資格者による整体院での施術は健康保険の適用にはならず、完全に自費治療となります。ですから整骨院と整体院との違いをしっかり把握して、間違えないようにしましょう。

以上のように、施術が行える範囲や得意分野は資格によって異なります。それを踏まえた上で、ご自身が悩まれていることを解決してくれる治療院を見つけることが大切です（表3）。

表3　各治療家の資格と施術内容

<table>
<tr><th></th><th>治療家</th><th>施術内容など</th><th>資格</th></tr>
<tr><td rowspan="4">国家資格</td><td>柔道整復師</td><td>柔道整復師は急性期の外傷処置を行える資格で、骨折、脱臼、捻挫、打撲、挫傷（肉離れ）の処置が行える。ただし、このうち骨折と脱臼に関しては、応急手当てを行い、医師のいる病院で診断してもらう必要がある</td><td rowspan="4">厚生労働省が認定した学校や養成施設を修了して受験資格を得た上で国家試験に合格した者</td></tr>
<tr><td>あん摩マッサージ指圧師</td><td>手技（なでる、摩る、押す、叩く）などを用いて患者さんの不調な部分の改善を行う。「病院」「整骨院」「鍼灸院」「施術所」、「治療院」などの施設に在籍</td></tr>
<tr><td>鍼灸師</td><td>鍼師、灸師という２つの国家資格を持った人。「はり」や「きゅう」を使って健康回復を図るほか、機能改善などの治療を行う。「鍼灸院」など、鍼灸の文字を含む治療院に在籍</td></tr>
<tr><td>理学療法士</td><td>病気や外傷が原因で歩く、立つ、座るなどの動作が不自由になり、体の痛みを感じる患者さんの治療を行い、運動機能を高める。開業資格がなく、総合病院や整形外科などで患者さんのリハビリテーションの施術をする。その多くは医師の指示に従い、マッサージや電気療法、温熱療法といった治療を施しながら歩行訓練、車いすの訓練を行う。治療院よりも病院内のリハビリテーション施設に勤めていることが多い</td></tr>
<tr><td>民間資格</td><td>整体師</td><td>技術を整体学校などで受講して学ぶ。体の骨格を整えるために手技治療や歪みの調節を行い、体を健康な状態に戻す施術を行う</td><td>資格がなくても開業できる</td></tr>
</table>

個人経営の院と会社経営によるチェーン展開の院

治療院を選ぶ場合、資格ごとの得意分野も大切ですが、個人経営とチェーン展開している治療院との違いについても確認しておきましょう。

個人経営の治療院（以下、個人院）と会社経営のチェーン店の治療院の違いは、「施術者の人数」「治療内容」「質」に表れます。

まず「施術者」ですが、個人院だと1院に在籍している施術者は一人か二人の場合が多く、院によっては施術者自身が受付業務まで行います。また、個人院の場合は、治療経過をほかの施術者に引き継ぐ必要がありませんから、引き継ぎミスなどは少ないといえます。「同じ先生に継続的に診てもらいたい」という要望がある場合は、個人院が適しています。

一方、チェーン店の場合は、1店舗当たりに少なくて2、3人、多いところでは5、6人の施術者が在籍しています。

チェーン店でも指名することはできますが、店舗間で従業員の異動が行われることが多く、特定の店舗に同じ施術者がずっといるとは限りません。

またチェーン店では、一人の患者さんに複数の施術者で対応することが多くなります。

今日の施術はA先生でしたが、次回の施術はB先生といったように、常に空いている施術者が対応できる状態になっているのは、待ち時間を削減できるチェーン店の強みでもあります。

たとえば、家族で施術を受けたいと思って治療院を訪れても、個人院で一人の先生しかいない場合は、誰かが待つことになります。そのため、本当はていねいに施術をしたいのにもかかわらず、時間がなく中途半端な施術になってしまうこともあり得ます。

さらに初診の場合も、施術者が一人しかいない院では、希望している時間に施術を受けられないということも多いでしょう。予約を取ろうと思っても、希望の日時はすでに埋まっているということもありがちです。

次に、「治療内容」はどうでしょうか。

個人院では常に同じ施術者が対応するため、患者さんの経過観察を行いやすく、患者さんとの相性が良ければ安心して長く通院することができます。

逆に、相性が悪くて治療内容に満足できなかった場合は、リピートはありません。もっと相性の良い治療院を探す必要があります。

しかしチェーン店の場合は、複数の施術者が在籍して患者さんの情報を共有できますから、相性が悪いときには、治療院を変えなくても施術者を変えてみることができます。

そのため、患者さんにとっては新たに治療院を探す手間が省けますし、チェーン店側としても患者さんと長いお付き合いができるようになります。また、施術者が変わることで、患者さんにより適した施術を追究し改善することができます。

最後に、「施術の質」の違いを確認しておきましょう。

施術の質とは、患者さんが悩んでいる症状をどれだけ解消できるかを示します。

たとえば、腰痛に特化したことを売りにしている施術者が営む個人院であれば、腰痛で悩んでいる患者さんにとって症状の改善への期待が大きいでしょう。しかし、腰痛以外の症状で悩んでいる場合は改善が期待できないかもしれません。

一方、チェーン店ではさまざまな症状に対する施術メニューや治療プランを持っていることが多いです。施術者が複数在籍しているために、施術の種類や対応できる症状の幅が広くなるためです。毎週あるいは毎月の頻度で定期的に勉強会を行い、キャリアがある施術者が若手の施術者を指導することで施術レベルを上げるといった底上げの努力も行われています。

また、会社全体で新たな技術を導入することができるため、さまざまな患者さんの悩みを解決できるように、常にアップデートしているチェーン店は多く存在します。

一つの施術に特化した院ももちろん素晴らしい治療院ですので、この悩みのときは個人院、別の悩みのときはチェーン店の院、というように治療院を使い分けるのもいいでしょう。一方、チェーン店の場合は、患者さんが引っ越しをした先にグループの院があれば、転院しても継続的な治療を受けることができます。

このように、個人院とチェーン展開している治療院とでは、どちらが優れているというのではなく、患者さんの症状や期待している施術内容によって、より適したほうを選ぶことが大切です。

受付時間と休診日はとても重要

ようやく治療院を選んだものの、受付時間に間に合わない、行こうとした曜日が休診日で行けないということがあります。そのため、受付時間と休診日は事前に必ず確認しておきましょう。

特に重要になるのは、長期間にわたり施術を受けるつもりなのであれば、無理なく通える曜日と時間帯に営業している治療院を選ぶことです。

このことは、1、2回の通院で済むような治療であればそれほど重要にはなりませんが、

「今後も痛みの出ない体にしたい」「定期的に通院して体のメンテナンスをしたい」など、長期的な通院を目指している場合には大切なことです。また、もし体に急に支障が生じた場合にも、すぐに診察が受けられる治療院がいいでしょう。

私どもヒューマンアジャストは以前、朝9時に診療開始、12時30分から15時までは休憩時間、最終受付は20時でした。このため、間違えて休憩時間に来られる患者さんもいましたし、20時までに間に合わない患者さんも多くいらっしゃいました。

そこで、数年前に診療時間の変更を行い、朝の9時から22時までに受付時間を変えました。すると、今まで休憩時間だった時間帯に来られる患者さんや、仕事を終えて夜20時以降に来院する患者さんが多くいらっしゃったことに驚きました。

実際に患者さんに聞いてみると、「本当はお昼の時間帯がいちばん通いやすいのよね」「いつも20時を過ぎてしまい、間に合わなかった。22時までになって助かったよ」などといった声が聞かれ、これまで患者さんが通院したい時間に受付をしていなかった事実に気づかされたものです。

これほど遅い時刻まで受付を行っている治療院は多くはないと思いますが、やはり患者さんが通える時間帯に受付をしている治療院を選ぶことは重要です。

休診日の考え方も同様です。日曜・祝日が休診日の院もあれば、平日のどこかが休診日になっている治療院もあると思います。患者さんのお休みの日と治療院の休診日が同じ日であれば通えません。

治療院Aは平日22時まで診療受付していて日曜、祝日は休診、治療院Bは平日20時まで診療受付しているが毎週水曜日が休診。

どちらがいいということではなく、患者さんの生活スタイルに合った治療院を選ぶ必要があります。

ちなみに、不定休の治療院も存在します。時間を作れる方であれば通ってもいいと思いますが、あまりお勧めはしません。診てほしいときに急に休診になってしまうと継続的な施術を受けられませんし、何より我慢を強いられます。

長く休診にしている治療院はよっぽどの都合があるのだと思いますが、これも患者さんにとっては不便です。年末年始、ゴールデンウイーク、お盆などの長期休暇を取る治療院は多くある一方で、院によっては大型連休中に診療を行い、ほかの日を休診にする場合もあります。

1回で良くなる施術はなかなかありません。したがって、治療院を選ぶ際には、営業日や営業時間、長期休暇の期間などをしっかりと確認しておきましょう。

第2章

口コミを参考にして治療院を選ぶ

ここまで、治療院選びについていろいろとお話しさせていただきましたが、いちばん重要になるのは地域での評判、つまり実際に治療院に通われている患者さんたちの口コミです。現代の口コミは、「オンライン」と「オフライン」の2つから発生します。

オンラインでの口コミは、Google やエキテンなど、インターネットで店舗を検索してアプリから口コミを投稿するタイプが一般的です。近年は、インターネットを日常的に利用しているユーザーの評判が大きな意味を持つ時代ですので、治療院も、インターネットユーザーの好感度を高められるような、使い勝手のいいホームページを開設しているところのほうが信頼感を得られます。

もちろん、インターネット上には広告も表示されていますが、広告に記載されている「リピート率100％」や「地域ナンバーワン」はスポンサー自身の、いわば自画自賛ですからうのみにはできません。しかし、同じユーザー目線で投稿された口コミでは悪い面も指摘されていますので、より公正に評価されている可能性が高いため、参考になります。

一方、オフラインでの口コミは、通院している患者さんたちが直接知人や友人、ご家族に口頭で伝えるわけですから、実際に来院された方や店の外観を見た方が持たれた印象が重要です。ですから、院内や院外に分かりやすいＰＯＰを張り出したりして治療院のサービス内容や雰囲気を分かりやすく伝える工夫がなされていることも、治療院を評価するポイントです。

ところで、地域の評判といっても誰に聞いていいのか分からない、何を基準に治療院の良しあしを判断すればいいか分からないという方もおられるでしょう。

そこで、治療院の良い悪いを判断する基準をお伝えします。

「あそこの治療院に通ったら、膝の痛みが取れて歩きやすくなった」という患者さんの口コミを聞いたＡ治療院と、「施術してもらったけど、なんかあんまり腰の調子がよくない」と患者さんからの口コミを聞いたＢ治療院があるとします。

皆さんは当然、Ａ治療院に行こうと思うはずです。

実際に治療を受けた患者さんの評価には説得力があるためです。

ですから、治療院を選ぶときは、実際にその治療院に行ったことのある患者さんに、「どんな施術をするのか」「どのくらいの治療時間なのか」「どんなことを聞かれるのか」「先生は患者の話を親身になって聞いてくれるか」「どのくらいの費用がかかるのか」「施

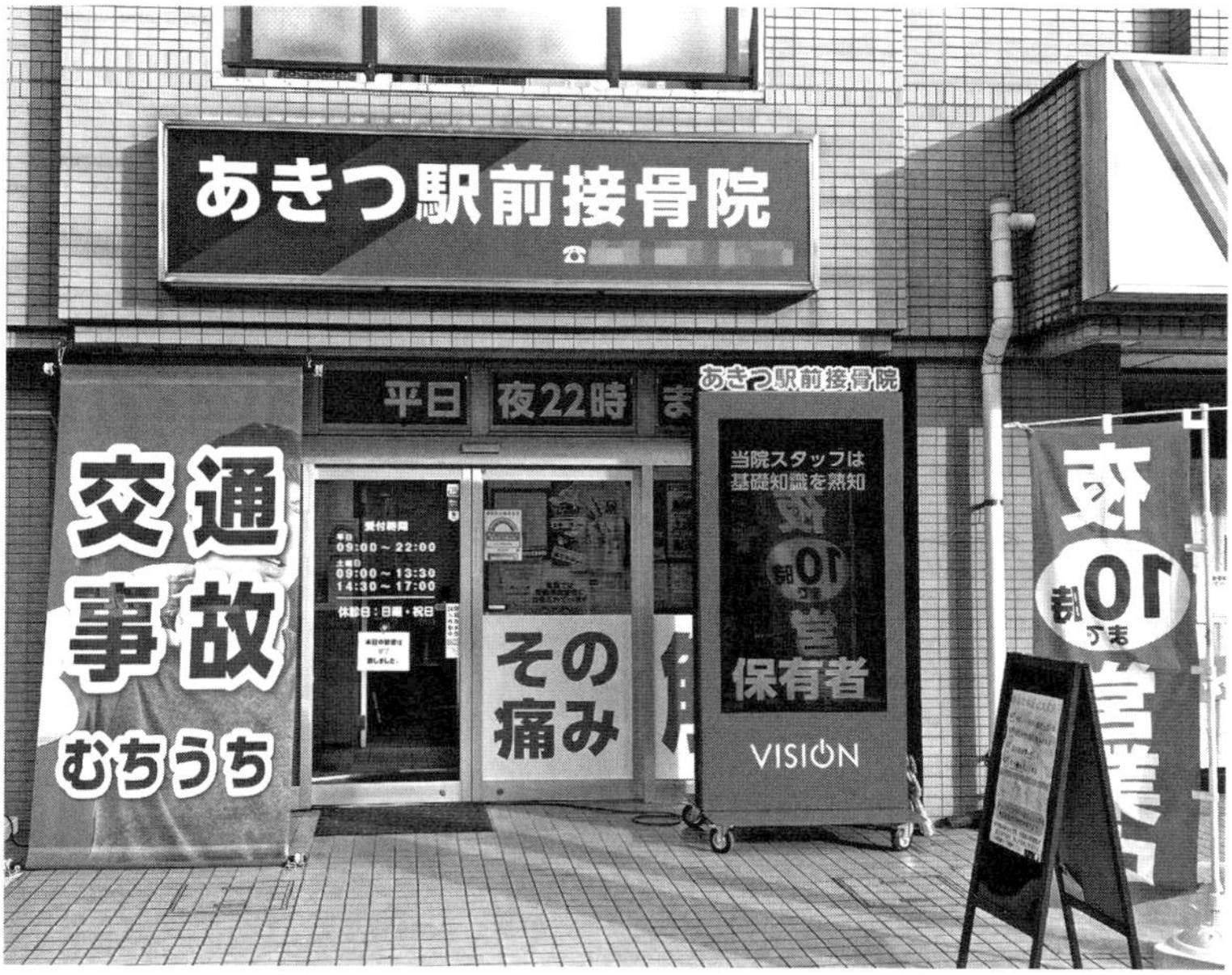

院外に分かりやすいＰＯＰを張り出している治療院

術者は何人いるのか」「院内は清潔感があるか」などの情報を聞くことができれば、判断しやすくなります。

とはいえ、治療に関しては前述したとおり、患者さんと施術者の相性もあります。

したがって、一人の患者さんの評価だけで治療院を選ぶのは早計です。できるだけ多くの患者さんから評価を聞くことが大切です。

地域での評判で治療院を選ぶ

また、気になっている治療院の地域での評判を知るために、近隣のお店などで評判を聞いてみるのもいいでしょう。商店街の中にある治療院であれば、近隣のお店で買い物をしているときに、さりげなく治療院のうわさを尋ねてみるのです。

この方法を行っている人は実は多く、私が勤めている接骨院でも、「近所のお店で評判を聞いてきた」とおっしゃる患者さんが一定数いらっしゃいます。

しかもその近所のお店の方とは、私も施術スタッフも面識がありませんでした。

それで、患者さんを紹介していただいたお礼のあいさつに伺ったところ、次のように言われたのです。

「うちのお客さんの○○さんが、お宅の接骨院に通っていて調子がいいって言っていたから、ほかのお客さんにも教えてあげたんですよ」

この話を聞いて、正直驚きました。患者さんの評価というものは、いつどのようにして人に伝わるか分からないものだと思ったのです。

このようなことがあってからは、より一層、どの患者さんにも誠実に対応しなければならないと感じました。

もちろん、評判というのは必ずしも良いとは限りません。高い評価がある一方で、必ず悪い評価も存在します。

たとえば、私が勤めていた接骨院にも悪い評価が与えられたことがありました。

それは、「料金だけ高くて全然調子が良くならない」「高くてよく分からない商品を買わされそうになった」「あそこの治療院の先生は無愛想だから通いにくい」などといったものです。

もちろん、私たちは常に患者さんに満足していただくことを目指しています。しかし、このような悪い評価をいただいてしまった背景には、おそらく私たち治療家が、患者さんにその治療をしたことで得られるメリットや未来像をしっかりお伝えできなかったことがあるのではないかと反省しています。

さらに、どの治療院を選ぶかで迷っている場合は、治療院と地域とのつながりを注視すると、その治療院が地域から信頼や支持を得ているかどうかが見えることがあります。

たとえば、地域の行事に参加しているかどうか。

具体的には、お祭りに参加している、ゴミ拾い活動を行っている、近隣のお店のポスターなどが治療院に貼ってあることなどが、地域とのつながり具合を示しています。

なぜなら、地域に支持されている優良な治療院であれば、地域の行事にも声をかけていただきますし、地域の店同士でお互いのポスターを貼ったり、チラシを置き合うなどの協力関係を持つことができるためです。


もう一つ、治療院を選ぶ際の判断ポイントをお教えしましょう。

それは、開院してからどのくらいの年月が経っているかです。

開院してまだ間もない治療院が悪いわけではありませんが、やはり評価することが難しいといえます。

一方、長く続いている治療院であれば、患者さんたちの支持を得ていることで経営が成り立っていることが想像できます。いかに治療が上手でも、患者さんの悩みに寄り添えない治療家のところには患者さんは集まりません。

治療と称した高額電気椅子販売

皆さんはこれまで、「この電気椅子に座るだけで膝の痛みが取れ、歩けるようになりますよ」「内臓疾患も改善されますよ」などと声をかけられたことはありませんか？あるいはそのような文言が書かれている貼り紙を見たことがあるかもしれません。

もし、電気椅子に座るだけで膝の痛みが取れ、麻痺している脚が治るなら、医師の治療やリハビリテーション、そして治療院の施術も必要がなくなります。

しかし実際に、この電気椅子に座れば治るなどといった決まり文句をうたった治療院があるのです。しかも、初回来院時にはパン一斤や健康食品を無料でプレゼントするなどして患者さんを集めたりします。

そして、3カ月ほど治療院を開業して高額な電気椅子を売った後、突如としていなくなってしまうとのことです。

この、電気椅子によって本当にさまざまな症状が治療できるのなら問題はないのですが、少なくとも私は納得できるような医学的根拠を知りません。実際に肩こり、頭痛、不眠、慢性便秘などの緩和程度の効能はあるようだとは聞いています。しかし治った例を知りません。

最初だけ無料で配られる自然食品やサプリメントなども同様に、その効果は怪しいものです。

そして、この手の治療院のスタッフは過剰に親切です。「どうされました？」「一緒にがんばって治していきましょう」などの言葉で患者さんの悩みや不安に寄り添うふうを装い、何度も通院させることで信頼を築き上げ、いよいよ高額な商品を購入したところで、突然いなくなってしまう。

しかし、せっかく購入したので使ってみるのですが、果たしてその効果のほどはどうでしょうか。実際に購入された後に私どもの治療院に来られた方々に尋ねてみると、「毎日椅子に座っているけど膝がまったく良くならない」「いくら電気椅子に座っても背骨がまっすぐにならないし、買って損した」などの話を聞きます。

そのようなお話を聞くと、もっと早くにお会いしていれば買わせずに済んだのに、と思わずにはいられません。

この手の治療院で売られている商品は、そのほとんどが数年前に売られていた商品であることが多いのです。しかも専門家でなければ売ることができないような商品でもなく、よくよく見ればどこにでも売っている市販品に、あたかもブランド品であるかのような化粧を施しただけの商品です。それらを不相応に高い値段で販売しているのです。

俗な言い方をすれば、売り逃げです。患者さんにはメリットがありません。

一方、私どもの治療院が紹介している商品は、いずれも専門的な知識がなければ販売できない製品であるため、取り扱いに注意を要します。

私どもは常に「三方良し」の治療活動を心がけています。まずは患者さんにメリットがあること、その報酬としてお金や信頼を治療家が得られること、その結果、利益を得ることで会社が存続し、持続的に患者さんの健康に貢献し続けられること――の3つです。

実は私も件の電気椅子に座ったことがあります。しかし治療効果を感じることはできませんでしたので、患者さんや知り合いに勧めることはありません。

読者の皆さんも、試しに座ってみるくらいはいいですが、くれぐれも軽はずみに高額な出費をしないように気をつけてください。

第3章

優良治療院と劣悪治療院の見分け方

外観で分かる優良治療院

前章では、皆さんの一人ひとりに合った治療院の選び方について解説しました。本章では、ずばり、優良治療院と劣悪治療院の見分け方について解説します。

まず、外観で見分ける方法をお教えしましょう。

私は日々、施術の現場に立って実際に治療をさせていただいています。

その際に、当院に来院された患者さんやそのご家族、そして友人の方々から優良治療院と劣悪治療院の話を伺う機会を得ています。

また、私自身が多くの整骨院や整体院に通院していたことからも、治療院の良しあしを見分けることに自信を持っています。私の通院歴は小学校5年生でサッカーを始めた頃にスタートします。高校時代までサッカーを続けていたため、しょっちゅう整骨院や整体院に通っていたのです。

そして、この業界で働き始めて2021年で11年目に入り、この間3つの整骨院に勤めたことから100名を超える治療家の仲間がいます。彼・彼女たちから得た情報からも、優良治療院と劣悪治療院を見分けるコツを学んでいます。

その結果、私は外観から治療院の優劣を見抜く方法を習得したのです。

――と、偉そうに書いていますが、この方法はそれほど難しいことではありません。実際には皆さんも、飲食点や雑貨店などのさまざまな店の良しあしを、外観から判断しているのではないでしょうか。

要するに治療院も同じだということです。

外観で注目すべきポイントは3つあります。

①目立つように店名を掲示しているか

1つ目は、**「しっかりと店名を掲示していること」**です。

「○○接骨院」「○○整体院」などの店名を、外に目立つように出している点に注目しましょう。

店名を出していない、あるいは目立っていない治療院が必ずしも劣悪だというわけではありません。患者さんたちの紹介だけで成り立っているような隠れた名治療院も、中にはあります。

しかし、一般的には店名を目立たないように出している治療院は、劣悪な治療院である可能性が高いのです。それは、何かを隠したいという、後ろめたさの現れです。

もし治療院の悪評が立っても、お店の名前が知られていなければ逃げやすいという姿勢の表れだと思います。また、行政機関の目からも逃がれやすいのでしょう。

悪評として多く聞かれるのは、施術中のセクハラや患者さんの着替え中の盗撮、宗教の勧誘などです。

治療院の本来の目的は、体の調子を整えることです。しかし、看板を目立たないようにしている治療院にはほかの目的があるのでしょう。

ですから、店名を目立たないようにしている治療院に行くのであれば、実際にそこで施術を受けたことがある人の紹介がない限りは注意が必要です。インターネット上の口コミは操作できてしまいますから、うのみにしないほうがいいでしょう。

インターネットであれば、きちんとプロに制作してもらったらしきセンスのいいデザインのホームページを公開している治療院の場合、店名が明記されていることは当然ですが、どのような施術が行われているかについて具体的に記載されており、院長やスタッフの写真が顔を出して公開されています。

以上のように、店頭の看板にしろインターネット上のホームページにしろ、堂々と店名とサービス内容を掲げている治療院であることは注目すべきポイントです。

②オープンな印象の店を選ぶ

2つ目のポイントは、「**外から中がどのくらい見えるか**」です。

これも1つ目と同様の意味合いがあります。

入り口に1つも窓がない、小さい窓はあるが外の植木で中の様子が見えない、窓があっても一日中カーテンで閉め切っている。

このような治療院は見えないのではなく、意図的に見せないようにしている可能性があります。

確かに、あまりに外から丸見えでは、施術されている様子をじろじろ見られてしまうので、リラックスできません。しかし、せめて受付や待合室の様子は見えるほうが安心です。

もし、中の様子がまったく分からず閉鎖的（あるいは排他的）な印象の治療院であれば、劣悪治療院の可能性がありますので気をつけてください。

人は、後ろめたいことをしている場合はこそこそするものです。

逆に、優良な治療院からは、オープンな明るい印象を受けます。

入り口や待合室には大きな窓が設けられていますし、日中の営業時間帯にはカーテンが開けられていて、施術を受けている人のプライバシーが守られる範囲で中の様子を伺うことができます。

③入り口がきれいに手入れされているかどうか

3つ目は、「**治療院の入り口がきれいに手入れされているかどうか**」です。

ドアノブが汚れていたり錆びたりしていないか、入り口付近に蜘蛛の巣が掛かっていないか、入り口の前に落ち葉やゴミが散らかっていないか、スタッフのものらしき自転車やバイクが無造作に置かれていないか、そして窓や外壁、ドアなどが清掃されているかなどが、注目すべきポイントです。

患者さんが最初に目にする入り口に気配りできていないような治療院は、患者さんの症状にも気配りできていないかもしれません。

また、治療院の前をきれいに清掃できていないということは、近隣や地域に対する気配りもできていないと思えます。

このような治療院の院長は、自分は腕がいいから問題ないと思っているかもしれませんが、そのような態度は患者さんには横暴に見え、体に不安を抱えている人に対するデリカ

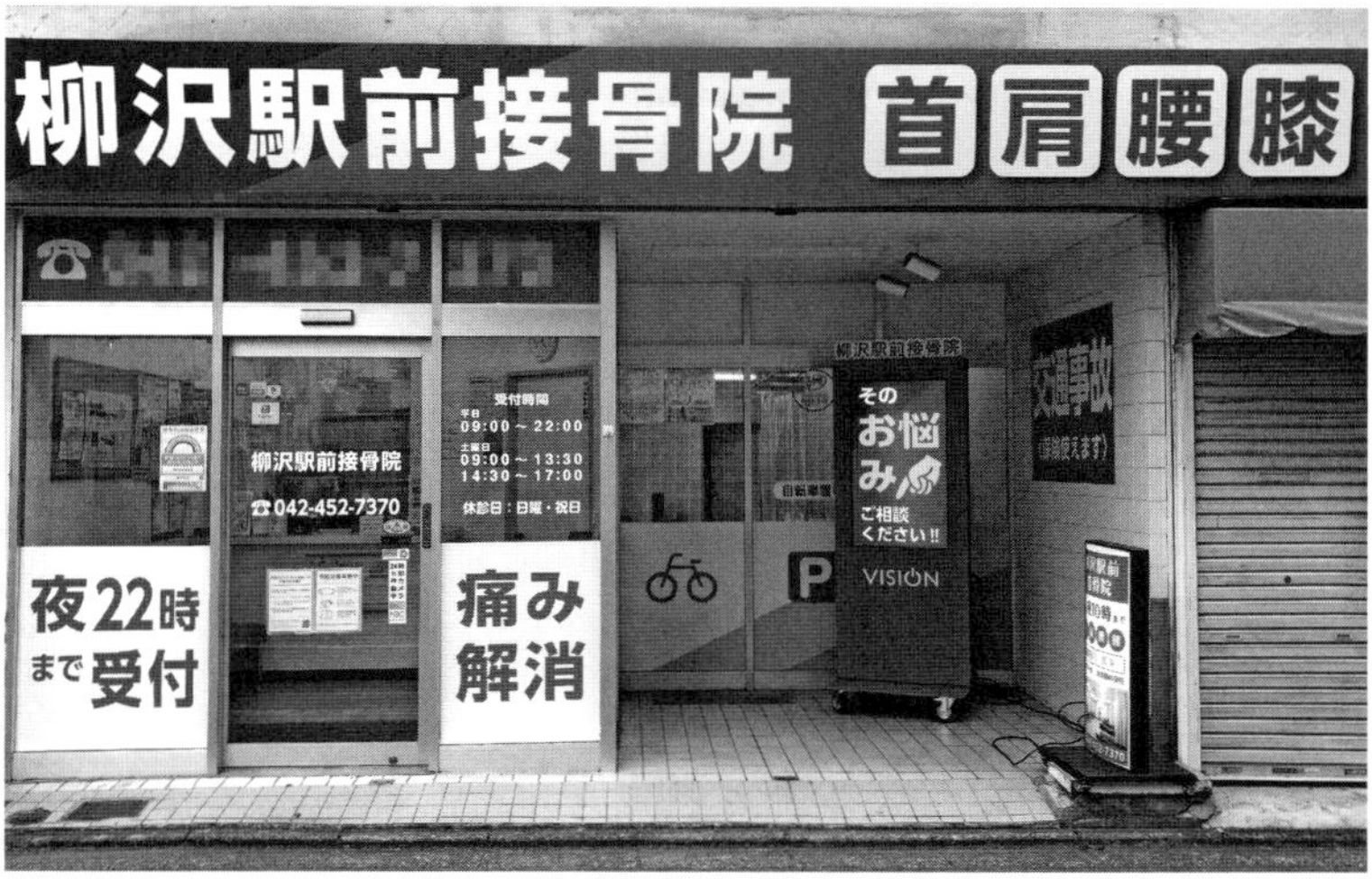

分かりやすい看板、オープンで明るい印象の施設内、きれいに清掃された入り口の治療院

シーにも欠けるかもしれません。

一方、優良な治療院では、入り口やその周辺の手入れが行き届いており、スタッフが掃除や自転車の整理などをしている姿もよく見られます。

いかがでしょうか。以上の3つのポイントが示すのは、つまるところどれだけ来院される患者さんに安心していただこうとしているか、どれだけリラックスしていただけるかを常に気にかけているかどうかです。

私どもヒューマンアジャストの理念に、「安心・安全な治療」があります。

安全な治療を行うことは治療家、施術者として当然のことです。しかし安心についてはどうでしょうか。

特に、初めて来院される患者さんには一抹の不安があるはずです。その不安をおもんぱかることができるスタッフがそろっている治療院であれば、その施術スキルにも期待が持てます。

ですから皆さんも、治療院を選ぶ際には、以上の3つのポイントについても忘れないでください。

施設で分かる優良治療院

続いて、施設で分かる優良治療院の話に移ります。

ここでお話しする「施設」とは、治療院内の雰囲気や様子を指します。

治療院の中に一歩足を踏み入れたときの印象はとても大切です。

ただし、その印象だけでは漠然としていて、治療院の良しあしまでは分からないことも多いでしょう。

そこで、注意すべきポイントを3つお教えします。

①治療内容や料金が掲示されている

1つ目は、**「治療内容や料金が分かりやすく掲示されているかどうか」**です。

治療院に入って、すぐに目につくところに料金表を掲げている治療院では、どのような施術にどれくらいの料金がかかるのか、健康保険を使うことができるのか、施術時間はどのくらいなのか、といったことが分かりやすいため、患者さんにとっても安心です。

一方、劣悪な治療院では治療内容や料金が掲示されていません。

それはなぜでしょうか。

理由はいろいろと考えられます。高額な料金を設定している高級店であるため、あるいは経営者が怠慢なため、どうせ患者さんには治療内容など分からないと思っているためなどですが、実は最も多い理由は、施術内容に自信がないためではないかと私は推測しています。

自らの施術の対価が施術の質に見合っているという自負があれば、治療院は施術内容や料金を曖昧にする必要はありません。むしろ、最初から明確な料金を掲示して、患者さんに納得していただいてから施術することを望ましいと考えるはずです。

また、自分の施術に自信がない治療家ほど、施術内容の説明を曖昧にしたがります。現実に、患者さんの体の状態や施術内容、料金の妥当性を患者さんに説明できない治療家は多いのです。

そのような劣悪な治療院で施術を受けるとどうなるでしょうか。

何も改善しないだけならまだいいのですが、かえって体の調子が悪くなる危険があります。

私のところにも、「施術を受けたら痛みが強くなった」「体がだるくなり、翌日は動けなくなった」「肋骨や鎖骨などを骨折してしまった」「あざや内出血が残り、なかなか取れなかった」などの症状を訴える患者さんが相談に来ることがありました。

このような治療院では、体調上のトラブル以外のトラブルも生じています。

「会計が驚くほど高額になっていた」「体験コースやクーポンの利用で無料だと言われて施術を受けたのに、気づかないうちにオプションが追加されていて料金が発生していた」などです。

結局、患者さんが仕方なく治療費を支払うか、受付にクレームを言って不愉快な思いをしてそれっきりとなります。なんとも後味の悪いものです。

このような思いをせずに済むように、皆さんはぜひとも、治療院に入った際に治療内容の説明と料金が明示されていることを確かめてください。

②施設内が清潔に保たれている

2つ目のポイントとして、**「治療院内が清潔に保たれていること」**が挙げられます。

受付、待合室、ベッド、トイレ、床――。これらが清潔に保たれていることが優良治療院の特徴です。これは外観と同じです。

腕がいいから、汚くても散らかっていても問題ない、と考えている治療家は意識が高慢になっていますから、患者さんに対しても、一方的に自分の施術を押しつけます。患者さんの不安や要望には配慮しません。

新型コロナウイルス感染症の感染拡大により、ベッドやドアノブなど、患者さんが触れる箇所を清潔に保つことの重要性は高まりました。

シーツにほかの患者さんの血がついている状態などは問題外ですが、患者さん自身が気づかないうちに、かかとや指の皮膚がひび割れを起こして出血していることもあります。もし、血液を通して感染する病気を持っていたら大変なことになります。

しかし、このようなことは意外に多いのです。治療家の怠慢で、シーツを取り替えずに使い回しているのは問題です。

そして、トイレのチェックも重要です。

「**トイレはお店の顔**」とも言われます。実際にトイレを見ると、その治療院の経営者や治療家がどのような姿勢で治療院を運営しているのかが分かることがあります。

施術前に患者さんがトイレに入ることはよくあります。その際、トイレをチェックしておきましょう。全体的に汚れていないか、トイレットペーパーの芯が転がっていないか、手洗い所の排水溝が詰まり気味ではないか、など。

トイレが汚いようであれば、その治療院は気をつけたほうがいいでしょう。

③時代遅れの治療機器を使っていないか

3つ目に、使用されている治療機器をチェックします。

もちろん、患者さんは治療機器について詳しくはありませんから、その機器のスペックまでは分かりません。しかし、ぱっと見ただけで分かることがあるのです。

それは、機器の大きさと、機器を説明しているポスターが貼られているかどうかです。

もう少し詳しく説明します。

1　機器の大きさ

近年、あらゆる治療機器が小型化しています。そのため、以前は壁一面に設置しなければならなかった機器が、今では小型の冷蔵庫並みのサイズに収まっています。

したがって、いかにも古くて大型の機器が置かれている場合は、その治療院の治療家は、患者さんによりよい治療を行うための投資を怠っていると考えられます。

それはつまり、よりよい治療への意欲のなさとして受け取れます。

2　機器の説明をしているポスターはあるか？

設置されている治療機器の機能や特徴、効能などの説明が記載されている真新しい感じのポスターが貼られていれば、その治療院はよりよい治療のために治療機器への投資を行っていることをアピールしています。

これは、患者さんに少しでも質の高い治療を受けていただこうという姿勢の表れですから、評価できます。

ただし、貼られているポスターが経年劣化して色あせていたりめくれ上がったりしている場合は、古い機器を使い続けていることの証左ですから、注意が必要です。その治療院は、よりよい治療を行うことへの投資を惜しんでいると考えられるためです。

治療家で分かる優良治療院

続いては、治療家で分かる優良治療院の見つけ方についてお話しします。

皆さんは、どのような治療家なら信頼できますか？

男性がいい。女性のほうが安心できる。若い治療家のほうが最新の治療法を知っていそう。いやいや、年配の方のほうが経験が豊かそうだ……。

信頼できる治療家像は、皆さんお一人おひとりで違うと思います。もちろん、私もいろいろな治療家がいていいと思いますし、患者さんの好みも無視できません。

しかし、優良治療院の治療家には共通点があります。優良治療院に出合うために、その共通点を知っておきましょう。ポイントは次の3つです。

①患者さんの話を真摯に聞く治療家がいる

1つ目は、「**患者さんの話を真摯に聞いた上で治療の説明をしてくれること**」です。

そのようなことは当然だ、と思われるかもしれません。ところが、治療家は普段は「先生」と呼ばれ、そのような職業の人たちの中には、相手に教えるという立場から、相手の話を真摯に聞かずに持論ばかりを展開する独り善がりな方もいるのです。

治療院の治療家も患者さんに教える立場です。しかし、患者さんの話には治療の手がかりが多く隠されています。

いつから痛いのか／どのようにすると痛いのか／どの部分が痛いのか／原因に心当たりはあるのか／仕事や日常生活はどのように営んでいるのか／精神面での問題は生じていないか……。

このような患者さんの話には、治療のための貴重なヒントが隠されているのです。

ですから、患者さんの話を聞くところから施術が始まっているのだとも言えます。

しかし、**このヒントを探りもせずに、持論ばかりを語る治療家の施術では、改善するものも改善しなくなる可能性があります。**

まずは患者さんの話を聞く。

このことから始めている治療家は、患者さんに対して的確に症状の原因と施術の意味を伝えることができます。

一流の治療家は、どのように話せば患者さんに施術の意義を伝えることができるか、ということを常に考えています。また、患者さんが子どもなのか、高齢者なのかなど、世代に合わせて話し方も工夫しています。

一方、分かりにくい専門用語を無造作に使って説明をする治療家は、患者さんをけむに巻こうとしているのではないかとさえ思えます。

②患者さんに提案してくれる治療家がいる

2つ目のポイントは、「**治療家が患者さんのためになる提案をしてくれること**」です。

昨今は治療メニューが豊富な治療院が増えてきています。そのような中で、患者さんに必要な治療メニューを、その意義も含めて提案してくれる治療家がいる治療院は優良だといえます。

たとえば、次のように提案されたら患者さんは納得できるでしょうか。

「○○さん、今日はこちらの○○（治療メニュー）を行いますね。価格は5000円です」

いかがですか？　このような提案をされても不安になると思います。本当にその治療メニューは必要なのだろうか。価格は妥当なのだろうか。

それでは、次のように提案されたらいかがでしょうか？

「○○さんの体の状態は骨盤が歪み、背筋が大きく曲がってしまっています。このままでは体が楽になりませんし、放っておくとさらに痛みが強くなる可能性が高いです。なので今日は歪みを治す矯正治療が必要です。価格は5000円になります」

このように提案されれば、その施術の意義と、価格の妥当性が理解できます。

このように納得できる提案をしてくれる治療家がいれば、その治療院は優良だと考えられます。

ところで、治療院によっては、毎月厳しい売上ノルマを課している場合があります。そのような治療院では、とにかく売上を上げるために、必要以上の治療メニューや商品を提案してきます。

もし、すでに通院している治療院がこのタイプだと感じられたら、あらためて現在受けている治療の意義を先生に確認してみることをお勧めします。

③従業員にていねいに接する治療家がいる

そして3つ目のポイントは、「**従業員に対して接する態度のていねいさ**」です。

治療家が患者さんにていねいなのは当然です。患者さんに横柄な態度で接する治療家がいたら、そのような治療院での施術は受けないほうがいいでしょう。

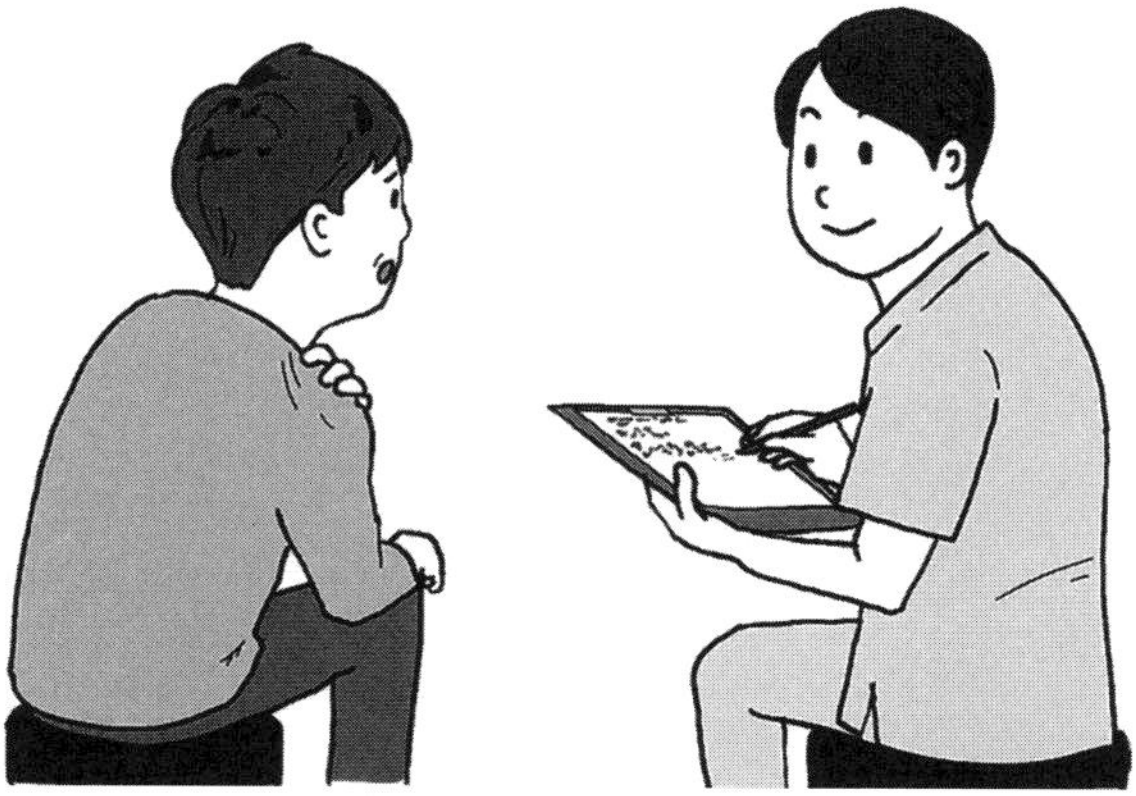

患者の話をていねいに聞く

しかし、たとえ治療家が患者さんに対してていねいな態度で接していても、従業員に横柄な態度で対応していたら注意が必要です。

患者さんがいる目の前で従業員を怒鳴ったり、嫌みを言ったりしていたならば、そちらが治療家の本来の姿でしょう。患者さんに対しても、慣れてきたら横柄な態度を取り始める可能性が高いといえます。自分の機嫌が悪いときに、患者さんに高慢な態度を見せるかもしれません。

そのような治療家は、気分によって施術の質が変わってしまいますし、そもそも患者さんの治療に対する誠実さを持っていないかもしれません。

時間がかかる治療もありますから、慣れるに従って横柄になる治療家であれば、施術もぞんざいになってくるでしょう。

また、体の治療には少なからずメンタル面のケアも伴います。患者さんに不信感や疑心があるままでは体調も改善されないでしょう。横柄な態度を取る治療家には、患者さんのメンタルに対するケアなど期待できません。

このことから、従業員に接する態度のていねいさが、治療院の優良さを示すといえます。

初診で分かる優良治療院

続いては、初診で優良治療院か劣悪治療院かを見分ける方法についてお話しします。

初診は、今後の施術が全て決まるほど重要です。と同時に、その治療院の質を判断する重要な機会です。

2つのポイントを説明しましょう。

◆適切な問診を行っているか――「いつから」「どこが」「どのように」

初診は問診から始まります。それすらないというのでは、すでに劣悪治療院であることが決定です。

しかし、問診が行われても、その内容が重要です。

問診では、「いつから」「どこが」「どのように」の聞き方に注意してください。

まず、「いつから」について。

これは、改善したい症状が、いつから自覚できたのかを確認する質問です。同じ痛みでも、5年前から痛いのと、3日前から痛み出したのとでは原因も治療方法も変わってきます。

次の「どこが」は、体のどの部分の症状を自覚しているのかを確認する質問です。

このとき、「首です」あるいは「腰です」と答えても、さらに左右のどちらですか、前のほうですか、後ろのほうですか、とさらに詳しく訪ねてくる先生がいる治療院は優良です。しかし、「ああ、首ですね」「腰なんですね、分かりました」で終わってしまう治療院には注意が必要です。

そして「どのように」も重要な質問です。

たとえば、腰が痛いと言っても、立ち上がるときに痛むのと座るときに痛むのとでは、原因が異なります。当然、治療方法も変わってきます。

ですから、「どのように」まで掘り下げて質問をしない治療家の治療院には、注意が必要なのです。

逆に、「いつから」「どこが」「どのように」を細かく質問してくる先生の治療院は優良である可能性が高いといえるでしょう。

◆体の変化を体感できるか――初診時の施術後が大切

初診時の施術後に体の変化を感じることができるかどうかで、優良治療院と劣悪治療院を見分けることができます。

もし、施術後にまったく症状に変化がなければ、この先も通院を続けようとは思わないでしょう。しかし、劣悪治療院では、「症状に変化が現れるまでには時間がかかりますので、しばらく通ってください」と、施術の効果が出ていないことについての言い訳をします。

しかし、優良治療院であれば、初回の施術でわずかでも変化が感じられます。しかも優良であるほど、その変化を客観的に示してくれます。

たとえば、施術前に患者さんに前かがみになってもらい、指先から床までの距離を計測しておきます。そして施術後にもう一度計測して変化を示してくれるのです。施術前には10センチも空いていたのに、施術後には5センチに縮まった、などです。

あるいは施術前の痛みを10として覚えておくように患者さんにお願いし、施術後に痛みはいくつに減ったかを確認します。これは感覚的なことなので多分に主観的ではありますが、患者さんに数値として表現させることで、施術の効果を確認してもらおうという施術者側の自信の表れでもあります。

同時に、数値に変化がなければ、すぐに別の施術を試すことで、より患者さんに適した治療方法を探ろうとする姿勢の表れでもあります。

以上のように、**初診で適切な問診を受けることと、初回の施術による症状の変化を感じることで、治療院の優劣を判断することができます。**

治療計画で分かる優良治療院

治療計画とは、2回目以降の治療プランを指します。

初回診察を終えた患者さんに対して、**「いつ」「何を**（治療内容）**」「どのくらい**（頻度・期間）**」の治療を行うと体の不具合が治るのかをていねいに説明してくれる治療家がいる治**

療院は、優良治療院である可能性が高まります。

たとえば、「○○さん、明日から毎日来られますか？　続けて治療するほうが早く治るのでまた明日も来てくださいね！」と言われても、何日通院しなければならないのか、どのような治療を行うつもりなのか、いつまで通院すればいいのかがさっぱり分かりません。

このようなことを言われても、患者さんとしては不安になるだけです。どのくらい通うことになるのだろう、お金はいくらかかるのだろう、本当に改善されるのだろうか——と。

一方、優良治療院の治療家であれば、次のように言うでしょう。

「○○さんの症状は○○が原因です。ですから、1週間続けて通院していただければ痛みは半減するでしょう。痛みが半減されれば、その後は1日おきに通院していただき、3週目からは週に2回の頻度で来てください。もし、このペースで改善すれば、1カ月で痛みをなくせると思います」

このように、診断の結果と、症状を最短で改善させるための通院頻度、そして通院しなければならないおおよその期間を教えてくれれば、患者さんとしても目標が示されているのでがんばりやすくなります。また、おおよその予算も見積もることができて安心です。

これだけ**具体的に予定を立てられるということは、その治療家には豊富な経験と治療スキルが備わっていること、そして治す自信があることを示しています**。

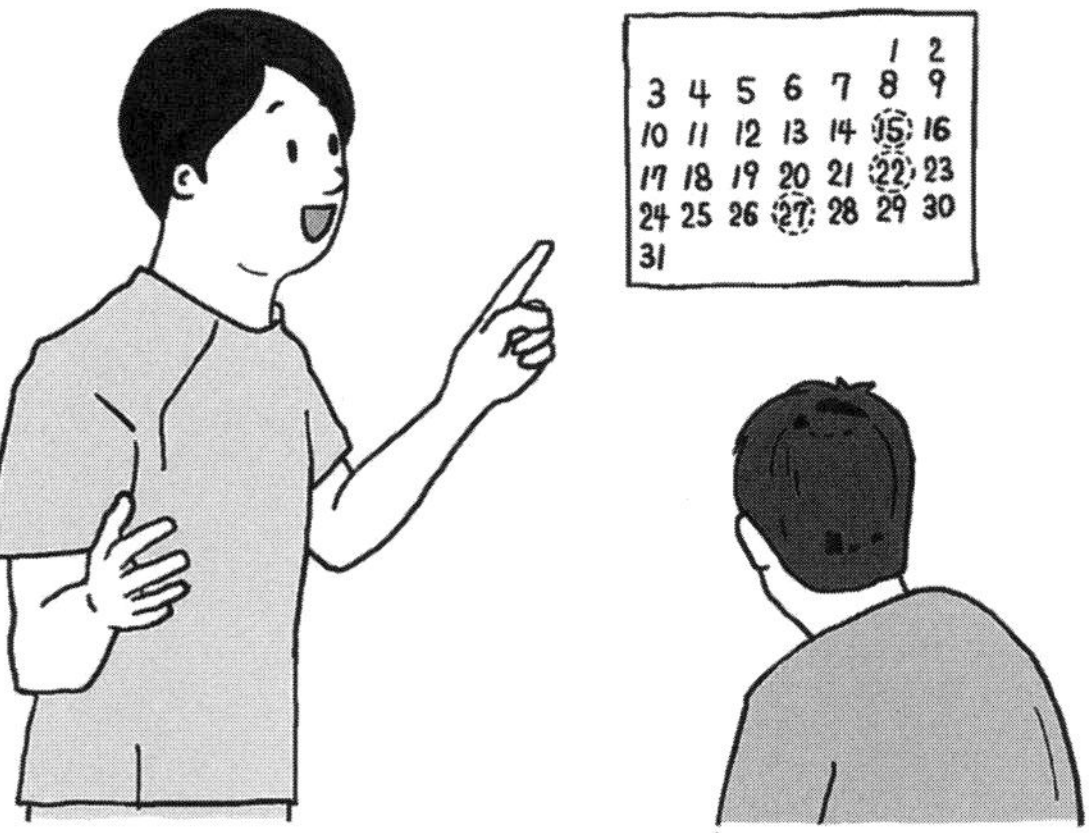

具体的な治療計画を立てる

また、「毎日通院してください」、あるいは「週に2回通院してください」などと言われても、仕事の都合などで週に1回しか通院できない場合もあります。

そのようなときに、優良治療院の治療家であれば、週に1回の通院でも症状が改善するための提案として、通院できない分を補う目的で患者さん自身で行えることを指導してくれます。たとえば、自宅で行える簡単なストレッチや守るべき睡眠時間、あるいは食生活の改善点などです。

これが劣悪治療院の治療家であれば、「通えないのでしたら、治るまでに相当時間がかかってしまいますね」と、先の見えない不安をあおります。

もっとひどい先生になると、「週に2回来られないなら来なくていい」と患者さんを突き放してしまいます。自分の治療院を選んで訪ねてきてくれた患者さんに対して、あまりにも不誠実な対応といえるでしょう。

また、良い治療家に恵まれて症状が改善し、治療が終わったときにも、普通の治療家であれば、「また痛くなったら来てください」と言って終わりです。

しかし優良治療院の治療家であれば、痛みが再発する前兆をセルフチェックする方法を教えて、もしも前兆が現れた場合、まずは患者さん自らが悪化を防ぐためのセルフケアの方法まで指導してくれます。

中には、セルフケアについて解説した小冊子を渡してくれる治療家もいます。

このように、優良治療院の治療家は、患者さんが先の見えない不安を抱かないように、ていねいな指導を心がけているものです。

気をつけるべき治療院とは

本章の最後に、気をつけるべき治療院の見つけ方についてお話しします。

気をつけるべき治療院とは、実際に足を運ぶことで皆さんに不利益が生じる治療院を指します。ですから、今からお伝えするポイントには十分に気をつけてください。

ポイントは次の3つです。

①怪しい話を持ちかける

1つ目は、「怪しい話を持ちかける治療院」です。

このような治療院は、保険を取り扱っている整形外科・接骨院で出合う可能性がありま
す。

「怪しい話」は不正請求のために行われます。不正請求の罪状は詐欺罪に当たります。この場合の不正とは、患者さんの大切な健康保険や、交通事故に遭ってしまったときの自動車損害賠償責任保険（自賠責保険）・任意保険を悪用して架空の治療費を受け取ることです。

いったいどういう手口でしょうか？

実は、水増し請求を行っているのです。

治療院による水増し請求とは、患者さんが実際には通院していない日を通院したことに改ざんして保険請求を行うことを指します。

まさか、と思うかもしれませんが、近年では水増し請求を行った治療院の治療家が逮捕されるという事例が多く報告されています。

その中で最も多い事例は、患者さんに交通事故の慰謝料の話を持ちかける手口です。

交通事故の慰謝料は、患者さんが通院した分だけ支払われます（規定により上限はあります）。

この仕組みを悪用しようとする治療家は、患者さんに次のように話を持ちかけてきます。

「○○さん、交通事故の慰謝料がたくさんもらえるので、来ていない日も来たことにしていいですか？」

この話に患者さんが乗れば、患者さんも慰謝料を余分に受け取り、治療院にも余計に治療費が支払われます。

これにより患者さんと治療院がウインウインの関係になります。

しかし保険会社からすれば、本来は支払わなくてもよい慰謝料と治療費をだまし取られたことになります。明らかに犯罪です。

このような犯罪行為の共犯者にならないように注意してください。

②健康食品の押し売りをしてくる

次に気をつけなければならないのは、「患者さんにとって不必要な健康食品を売りつけてくる治療院」です。

健康食品の販売自体は違法行為ではないので、患者さん自身が必要だと判断し納得された上で購入した場合は問題ありません。

しかし、「この健康食品を摂れば、関節痛も不眠も治りますよ」「患者さんの症状にはこのサプリメントが絶対に効きますよ」といった嘘の効能を語って買わせようとする場合は詐欺です。

このような怪しい売り込みをしてくる治療院には行かないようにしましょう。

そもそも、あらゆる症状に効く健康食品や、絶対に効くサプリメントなどありません。それなら、治療自体が不要になります。

たとえば、日頃の食事だけでは不足しがちな栄養を補給するために健康食品の摂取を提案される程度であれば問題ありませんが、過度に効能を強調してしつこく売り込んでくることがあったら、その治療院には行かないことです。

③怪しげな宗教の勧誘をしてくる

どれほど優れた治療家がいる治療院でも、治療できる範囲には限度があります。

たとえば、腰痛や肩こり、捻挫や打撲、骨折や脱臼などの外傷は治せる、もしくは改善できるでしょう。

しかし、「がんや白血病などの難病から精神的な病までなんでも治せる、とうたっている治療院」は避けるべきです。

確かに医学は進歩していますし、あらゆる分野で治療方法が進んでいます。薬の開発も日進月歩です。とはいえ、現実には、まだまだ治療できない症状はたくさんあるのです。

それではどんな症状でも治せる、とうたう治療院はどうやってあらゆる症状に対処できると主張しているのでしょうか。

その場合、信仰による治癒を意味していることがほとんどです。

もちろん、どのような宗教を信仰するのかは人それぞれで自由です。

しかし、患者さんの体の不調につけ込んで特定の宗教団体への入信を迫るのは問題です。

しかも、この手の治療院の本音は、患者さんを信仰で治癒することではなく、入信させることで財産を巻き上げようという点にあります。そのため、少しでも信者を増やそうと躍起になっています。

その証拠に、患者さんに対して、「次回の治療を受ける際には、必ず知り合いを連れてくること」を強要するようです。

このような治療院に近づいてはいけません。

眠れる整骨院の院長

私はこの業界に10年間ほど携わっておりますので、さまざまな同業者の話を耳にします。

たとえば、私の知人が勤めていた治療院での話です。

その治療院は、雰囲気が明るいので人気はありました。院長も人柄が良いのか、従業員からは慕われていました。

ところが、その院長は従業員からあるあだ名で呼ばれていました。

そのあだ名を聞いたとき、私は「きっとこの院長はよく遅刻するのかもしれない」と思ったものです。

ところが知人に尋ねてみると、「院長は遅刻はしないなぁ。むしろ誰よりも早く出院して、掃除したり事務作業をしているよ」とのこと。

それではなぜ、そんな奇妙なあだ名で呼ばれているのでしょうか。

知人は次のような話をしてくれました。

この院長は、患者さんの治療を院長室で行っているとのことです。患者さんとも楽しそうに話をしている声が院長室から聞こえてきます。

しかし、ときおり奇妙なほど静かになることがあるのです。10〜15分ほども声が聞こえないのですね。

そのことを不思議に思った知人が先輩に尋ねると、「そっとドアの隙間からのぞいてごらん」と言います。

さすがにそれは失礼だろうと思っていたのですが、ある日も途中までは患者さんと笑いながら話していたはずが、まったく声が聞こえなくなりました。

そこでいよいよ、そっとドアを開けてみると、一応患者さんに触れている手がわずかに動いているものの、顔を見るとうつむいて目を閉じ、眠っているではありませんか。

院長は治療中にしばしば眠ってしまっていたのですね。そのことを知っていた先輩たちは陰で、院長のことを「眠れる接骨院の院長」と呼んでいたのです。

一見ほほえましいような話ではありますが、患者さんにとっては治療費と時間が無駄になっているわけですから、笑えません。

このような治療院には、行きたくないですね。

第4章

症状から考える治療院の利用方法

その症状は病院なのか？　治療院なのか？

体に何らかの症状が出た場合、どこで診てもらえばいいのかに悩むことはありませんか？

整形外科、接骨院、整骨院……。

どこで診てもらうべきかを判断するのが難しいことがあります。

痛みや痺れで歩くことが困難になり、さすがにこれは整形外科だろうと思って診てもらうと、レントゲンにも異常はなし。医師から「特に異常はなさそうなので様子を見ましょう」と言われても、症状が出ている以上は必ず異常があるはず。

そこでリラクゼーションの店に行きマッサージをしてもらったら、かえって痛みが増してしまった。

このような状態が続くと、精神的にも参ってしまうことがあります。

すると、そのストレスから新たな症状が出始める……。いわゆる悪循環です。

そこで本章では、症状から治療院を選ぶ方法について考えてみましょう。

患者の「治る」と医師の「治る」は異なる

皆さんにとって、「治る」とはどのような状態を意味していますか？

たとえば骨折したとき、痛みが取れた、腫れが引いた、ひとまず動かせるようになったなど、日常生活に支障がなくなることを「治る」と判断する人は多いでしょう。

人によっては、ケガをする前のようにスポーツを楽しめること、趣味の裁縫ができることなど、「治る」の意味が少し異なるかもしれません。

この認識については、医師の立場になるともう少しズレが生じます。

私が整形外科に勤務していたときのことです。

自宅で転倒して右手をついたときに右手関節を骨折してしまった患者さんが通院されていました。ギブスで固定した期間を経て、リハビリを続けていたのです。孫を抱くためにも早く治したいという思いだったようです。

ある診察の日。医師から「レントゲンでも骨はつながっているし、手を握っても力が入っていますね。動かしてみてください」と言われて手首を動かすと、多少の痛みは感じると言います。

しかし、しっかりと動いていますので、医師は完治したことを患者さんに告げました。「少し痛みがあるようだけど、動かしているうちに消えるから」と医師は付け加えました。これから先は日常生活がリハビリになるとの判断です。

その患者さんは帰りがけに、「まだ痛みが残っているんだけどね」と私に言いました。

この場合、医師は「治った」と判断しました。しかし患者さんは「まだ治っていない」と感じていたのです。

この経験から私は、医師と患者さんの間では「治る」の認識にズレがあるのだと理解しました。

ところで、ケガをした後「１００％元の体」に戻ることはない点を皆さんにお伝えしておきます。

たとえば骨折の場合、損傷を受けているのは骨だけではありません。周りの軟部組織も損傷しています。軟部組織とは、筋肉や靭帯、腱などを指します。これらの軟部組織は、一度傷がつくと傷跡が組織に残り、硬結（周囲の正常な組織よりも硬くなること）します。この軟部の痛みが消えるまでには時間がかかりますので、骨が元どおりにつながっても、痛みは残るのです。

この痛みや違和感が、前述の医師と患者さんの「治る」のズレの要因です。

腰痛、肩こり、慢性疲労のときの治療院選び

看板やチラシ、インターネット広告などで、「腰痛、肩こり、慢性疲労が治ります」というような広告を見たことがありませんか？

いずれかの症状がある人なら、何かしらの興味を持つはずです。

皆さんは、これらの症状を感じたときにどのような治療法を選んでいますか？

多くの患者さんから聞いたところでは、まだ軽い症状のときには家族にもんでもらったり、１時間２９８０円前後のマッサージ店に行ったり、人によってはご自身で市販の湿布薬を貼ってケアするなど、すぐに医療機関に行く人は少ないようです。

ただし、このようなときの初期症状は、この後に起きる、より強い症状の前兆としてのSOSだった、ということも少なからずありますので注意が必要です。

一方で、「昔から腰痛持ちだった」とか「子どもの頃から肩こりがひどい」あるいは「常に疲労感が抜けない」など、長く続く症状に対しては、どうしていいか分からずに諦めている場合も多いようです。

そこでここからは、腰痛・肩こり・慢性疲労に対して治療院を選ぶ際の３つのポイント

を紹介します。

①痛みの根本原因を見つけてくれる

1つ目のポイントは、症状の原因を見つけてくれるかどうかです。

たとえば痛みがある場合、痛みを取る治療を行うことは当然ですが、なぜその痛みが生じているのか、なぜ同じところが何度も痛むのか、それらの原因を突き止めなければ、患部に対する根本的な治療は望めません。根本的な治療が行われなければ、その症状はいくらでもぶり返すでしょう。

しかもその原因は、思いもよらないことであったりします。

たとえば、繰り返す腰痛の原因が、腰自体ではなく、テーブルに足の小指をぶつけた後、痛む小指をかばって生活していたせいで体が歪んだことにあった、という場合もあるのです。

このように、日常生活の中で起きた何かのきっかけで身に付いた習慣から、体幹の筋力のバランスが乱れて、思わぬところに痛みが出ることもあります。

その根本原因を見つけ出してくれる治療院が良い治療院です。

②日常生活についての指導がある

2つ目のポイントは、治療のために日常生活の中で気をつけるべきことを指導してくれることです。

私たち柔道整復師が患者さんと過ごす時間はごくわずかです。そのわずかな時間の中で治療方法を探るために、1日をどのように過ごしているのかを教えていただくことが重要です。

同時に、治療時間以外の日常生活の中でも、症状の改善を促進するためにできることを指導します。

すなわち、自宅でできるストレッチや筋力トレーニングの方法に加えて、車の降り方や重い荷物の持ち上げ方など、生活上の動作に至るまで指導します。

このような指導が患者さんの症状の治療効果を高めます。ですから、日常生活の改善点まで指導してくれる治療院を選びましょう。

第4章

③根本を治すための治療の提案がある

３つ目は、根本的な治療の提案があるかどうかです。

患者さんから、「電気にかけてもんでもらうとそのときは気持ちが良くなるけど、治らないんだよね」という話をよく聞きます。

これはまったくそのとおりで、一時的に筋肉を緩めるだけでは根本的な治療になっていないことが多いのです。

その症状の根本的な原因を治療しなければ、一時的にしか改善しません。

骨格に歪みがあるから筋肉が張ってしまうのか、重心がズレてバランスが崩れているから動きが悪く可動域が狭くなっているのか、インナーマッスルの機能が低下しているから体を支えられずに痛みが生じているのか――。

症状の原因は患者さん一人ひとりで異なります。これらの異なる原因に対する治療法を提案できなければ、良い治療院とはいえません。

数年前までは、患者さんたちも治療家も保険診療に固執し、自費治療に対して抵抗を感じる気持ちが強かったのではないでしょうか。

私自身、保険診療のみに対応する治療院でしか働いたことがなかったので、自費治療には抵抗がありました。

そして以前の私は、治ったかどうかよりも、毎日通院してもらうための指導ばかりをしていました。

しかし、自費治療の成果を知ってから考えが変わりました。

現在は、患者さんがなるべく通院しなくても症状が改善されることを目指しています。

自費治療を受けるかどうかは患者さんが決めることです。

ただし前述したとおり、選択肢は多いほうがいいでしょう。その点から、治療方法が豊富で、患者さんごとの症状の原因に適した治療方法を提案できる接骨院、整骨院、整体院をお勧めしています。

骨折、脱臼、捻挫、打撲、寝違えの処置について

骨折、脱臼、捻挫、打撲の4つは、ケガという認識を持たれる方が多いでしょう。また、寝違えも首に捻転力が加わったことで炎症が起きるために動かせなくなり痛みますので、頸部捻挫というケガに分類されます。

これらの中でも骨折と脱臼の場合、治療には必ず医師の診断が必要となるため、まずは整形外科を受診することになります。

その後で、私たち柔道整復師が医師の同意を得た上で整復・固定などの後療法《こうりょうほう》を行います。

骨折なのか脱臼なのか分からないけれど痛くて動かせない、といった患者さんが来院されることは日常的にありますが、その場合はいずれかの疑いがあるので徒手検査を行います。その結果、やはり疑いがある場合には、応急処置を行った上で情報提供書とともに整形外科を受診していただきます。

捻挫、打撲、寝違えの場合は、症状の程度によって整形外科への受診をお願いすることもありますが、多くの場合は接骨院、整骨院、鍼灸院で対応することになります。

いずれのケガも受傷後約48時間は炎症が起きているため、冷却、圧迫、挙上、安静が初期の段階として必要な処置です。

これらの処置を怠ってしまうと、受傷部位の出血や浮腫により損傷部位の拡大や痛みの残在につながります。受傷72時間以降は体の中の治そうとする細胞が活発になり、痛みが徐々に落ち着いてきます。

その後、症状と状態に合わせてリハビリを行い、完治へと向かいます。

鍼灸院では、自然治癒力を高めて痛みが繰り返さないように鍼灸を施します。体の表面に機械的な刺激（鍼）や熱による刺激（灸）を与えることで治療・予防するのです。鍼や灸で体の一部を刺激すると、中枢神経の中にモルヒネのような役割を持ったホルモンが放出されるため、痛みを脳に伝える神経経路をブロックできます。この作用によって痛みが和らぐのです。

骨折、脱臼後の後療法としては、負担がかかった筋肉の弛緩を目的とします。捻挫、寝違えには直接針を打ち、患部で起きている炎症を分散させます。ねじってしまったことで筋緊張が起きてしまい、患部に痛みを起こしている原因を緩めるなど即効性の高い施術を行うことができます。

これらの治療では、筋肉の緊張を緩め、施術箇所周辺の毛細血管を拡張し、新陳代謝を高める効果もあります。その結果、たまっていた疲労物質が流されて、筋肉の疲労が回復します。

このことから、骨折、脱臼、捻挫、打撲、寝違えはまず整形外科で診断を受け、医師の同意を得た上で接骨院、整骨院、鍼灸院の治療を受けることをお勧めします。

めまい、頭痛、不眠、自律神経症状について

ストレスを感じることが多い現代社会では、「自律神経」という言葉を頻繁に見聞きします。

そもそも自律神経とは何か、という方もおられると思いますので、まずは自律神経について簡単に説明させていただきます。

体の中にはたくさんの神経がありますが、その中でも特に内臓や血管などの働きを自動的に調整するのが自律神経です。

自律神経は全身の器官に張り巡らされており、生命活動に影響を与えています。そのため、自律神経が乱れてしまうと心身共にさまざまな症状が出ます。

また、自律神経は代謝や体温などの調整も行っているので、意思とは関係なく働き続けています。

自律神経には昼間など活動しているときに活発になる「交感神経」と、夜やリラックスしているときに活発になる「副交感神経」の２つがあります。この２つのバランスが崩れたとき、心身共に不調になります。

現代人の9割は自律神経が乱れているといわれています。精神的なストレスを受けていることはもちろんですが、パソコンやスマホの長時間利用、不規則な生活、運動不足による身体的ストレスと、異常気象による寒暖差・気圧の激しい変動など環境的なストレスも、自律神経が安定しない原因とされています。

自律神経が原因で生じる体調の不良は、病院で診断しても原因が分からないことが多いという特徴があります。そのため、病院を受診された患者さんが必ずしも改善されるとは限りません。

また、自律神経の乱れは骨格の歪みに関連があるとも指摘されてます。

では、なぜ骨格が歪むと自律神経が乱れてしまうのでしょうか？

本来あるべき状態の骨格でなくなることを「歪《ゆが》む」と言いますが、この状態を表しているのが姿勢です。

姿勢が悪くなることで、自律神経の通り道となっている脊髄に影響が出ます。この脊髄は脳と体をつないでいる神経の束ですので、姿勢が悪くなると通り道がズレてしまい、圧迫されたり変形してしまいます。そのことが、正常な自律神経の働きを妨げると考えられているのです。

さらに、姿勢が悪くなると肺がつぶされ呼吸が浅く短くなってしまい、酸素が体に行き渡りません。このこともストレスの要因となります。そして呼吸が浅く短いと、交感神経が優位になります。

私たちは「自律神経が乱れている」と聞くと、すぐに精神的なストレスのせいだと考えがちですが、それよりも先に体の歪みが生じていて自律神経の通りを妨害してしまい、その結果、自律神経のバランスを失うこともあるのです。

これに精神的・身体的・環境的ストレスが加わることで、より自律神経の乱れがひどくなってしまう状態も考えられます。

自分の姿勢が悪いと自覚している人はこれから改善していけばいいのですが、自分の体の歪みに気づいていない場合は、原因をほかに求めて薬に頼ってしまうこともあります。

このようなことを防ぐために、接骨院、整骨院、整体院では近年、骨格矯正を行っているところが多くなりました。

鍼灸院では体の表面を刺激すると、内臓にも影響を与えて機能を改善させる効果もあり、自律神経のバランスを整える働きを伴います。

また、マッサージなどのリラクゼーションを利用して副交感神経を活発にすることで体を休め、交感神経とのバランスをとることも有効です。

そして規則正しい生活、適度な運動、パソコンやスマホの使用制限などは、生活リズムを整え、心身共に不調から守ってくれる健康方法であるという認識も必要です。

めまいや原因不明の体の不調の場合はまず病院へ行き、検査を受け、異常がないことを確認してから、接骨院、整体院、リラクゼーションを利用してください。

骨盤矯正トレーニング

患者さんによく質問されることがあります。

「なぜ骨盤は歪むのですか？」

「矯正した後は調子がいいのに、どうして元に戻ってしまうのですか？」

「どうしたら歪まない体になるのですか？」

これらの疑問を解決してくれるのが、骨格矯正とインナーマッスルの筋肉トレーニングです。

注意しなければならないのは、骨盤矯正や猫背矯正のような骨格矯正は、直接骨格を矯正するのではなく、「骨格を含む体を矯正するために筋肉に施術を行う」ということです。

筋肉の疲労により張りやこりが生まれて体が不調になれば、体も歪みます。この歪んだ体を正しい状態へ戻すのが骨格矯正です。

「歪み」とは、体の一部分が不調になることで体全体のバランスが崩れた状態を示します。この状態は骨格矯正によって改善することができます。

特に、骨盤が歪んだときに現れる症状は、肩こりや腰痛、冷え性、便秘、むくみ、下腿《かたい》の痛み、O脚やX脚、ひどい生理痛、代謝が悪くなり太りやすくなる、心の不調などです。

骨盤矯正は骨盤周りの筋肉にアプローチします。骨盤周りにこりや張りがあると筋肉の動きが悪くなり、そこからほかの筋肉にも負担がかかるようになり、違和感や痛みが生じます。これをかばうために姿勢や歩き方、座り方などの日常生活の動作がおかしくなり、体のバランスが崩れ、歪んだ状態になります。

骨盤の歪みには、骨盤が前に傾いてしまっている前傾タイプと、骨盤が後ろに傾いている後傾タイプがあります。

前傾タイプの方の場合、胸とお尻が突き出した姿勢になりやすく、腰の反りがきつくなると腰に負担がかかりやすくなり神経を圧迫するため、神経症状も出やすくなります。

日本人女性の70％が前傾タイプの骨盤であるともいわれています。

後傾タイプでは上半身が後方に下がる状態になってしまうため、背中を曲げて頭を前に突き出す姿勢になることで重心バランスを取ろうとしてしまい、猫背や垂れ尻の原因にもなります。

この状態は、年齢を重ねた人ほど多くなる傾向があります。膝への負担、肩こりなどが生じやすいのもこのタイプの特徴です。

ところで、骨盤矯正には産後の骨盤矯正もあります。

産後の骨盤は横に開いて歪んでしまっていることから下半身に肉が付きやすく、O脚になりやすいといわれています。

妊娠中は最大約3キログラムもある胎児を常に抱えている状態ですから、通常とは異なる体の使い方をしています。そのため、腰部に多大な負担がかかり続けます。

その結果、骨盤周りの筋肉が慢性的に疲労を蓄積した状態になります。

骨盤の下部に位置している骨盤底筋は、出産時には伸びきったゴムのようになり、さまざまな体の不調を引き起こします。また、足を組んだり、あぐらをかいたりすることなども骨盤が開きやすくなる原因とされています。

しかし、骨盤矯正によって筋肉を回復させることで、産後の体調を元の状態に戻すことが可能になります。

猫背矯正トレーニング

肩こり、腰痛、目の疲れなどの症状がある方の中には、猫背が原因になっている方も多くいらっしゃいます。

猫背になると、首から背中にかけて丸くなる前屈みの姿勢が続くため、呼吸が浅く、内臓も圧迫され血行が悪くなり、とても疲れやすくなります。

また、姿勢が悪いと、他人に「暗い」「老けて見える」などのイメージを与えることが多く、第一印象で損をする可能性があります。

しかし、正しい姿勢になることで歪みがなくなると、体の各所で起きているこりが改善され、血行がよくなるので冷え性なども改善される可能性があります。

「インナーマッスル」という、体の奥に位置する深層筋があります。インナーマッスルは深部にあることから、自分で意識して動かすことができません。

そのため、多くの成人のインナーマッスルが衰えてしまっており、さまざまな不調や肥満の要因になっています。インナーマッスルは骨や関節を支えて正しい姿勢を維持したり、内臓を正しい位置に安定させるなど、さまざまな働きがあります。

インナーマッスルは体の深層部にあるため、アウターマッスルのように筋肉トレーニングをしてその動きを確認することは困難です。

骨盤矯正、猫背矯正を施術したとき、インナーマッスルの筋力が十分にあれば正しい姿勢を維持することが可能になります。

骨盤矯正や猫背矯正は接骨院、整骨院、整体院で行います。特に、歪みの治療を行った後の筋肉トレーニングまで指導をしてくれる治療院がお勧めです。

最近、多くの治療院では、寝たままの姿勢でインナーマッスルを鍛えることのできる「EMS（Electrical Muscle Stimulation）」を導入しています。EMSとは、筋肉に電気刺激を与えて収縮運動をさせるトレーニング機器です。

EMSによるトレーニングを骨盤矯正、猫背矯正の後に行うと、整った状態を長く維持することができるようになります。

EMSは骨や関節に負担をかけずにトレーニングができるため、高齢者の方や運動が苦手な方も安心して利用できます。

最近では、EMSトレーニングジムと治療院を併設するなど、矯正と筋肉トレーニングの両面への施術を重要視している施設が増えました。

第4章

◆インナーマッスルのチェック

□姿勢が悪いと言われる
□体のバランスが悪いと思う
□少しの力を加えられただけでふらついてしまう
□足が上がりにくくなってきた
□お腹の締まりがなくなってきた
□最近疲れやすい気がする
□冷え性だ
□体重が増えてきている

あなたはいくつ当てはまりましたか？
３つ以上当てはまる方は要注意です。

交通事故によるむち打ちと保険

信号待ちで止まっていたら、前方不注意の車に後ろから衝突されてしまった——というように、交通事故に巻き込まれた患者さんに多い症状が「むち打ち」です。

むち打ちとは、外部から強い衝撃が加わることで生じる頸部の捻挫です。頭部から背骨に沿って、人体にとって重要な神経が枝分かれしているため、むち打ちの症状も多種多様です。自覚症状としては、頭痛、頸部痛、頸部運動制限、眼精疲労、耳鳴り、痺れ感、首肩こり、めまい、吐き気、疲労感などがあります。

人間の頭部はとても重いため、強い衝撃を受けると前後に揺さぶられます。そのときに、頭部を支えている首に負担がかかるのです。

事故直後は興奮状態になっており、アドレナリンが分泌されて痛みを緩和するため、あまり自覚できない場合があります。そのため、3日ほど経ってから症状が出ることもあります。

このような事故に遭った場合、自賠責保険を利用して治療を受けることができます。

自賠責保険とは、「自動車損害賠償責任保険」という保険の通称です。交通事故の加害者側に十分な賠償能力がない場合や、被害者に一定以上の過失がある場合であっても、被害者が最低限の補償を受けられるように国が設けた保険の制度です。

自賠責保険の障害に対する損害賠償金の限度額は国が定めており、120万円です。この120万円という限度額は、傷害の治療のための入院費や通院費、精神的苦痛に対して支払われる際の金額です。これに対して、自動車の所有者や運転者が加入するかしないかを自由に決めることができる保険が任意保険です。

被害者の損害が自賠責保険の範囲を超えた場合、超えた部分からは加害者の負担になります。

「DMK136」という業界用語があります。打撲（D）1カ月、むち打ち（M）3カ月、骨折（K）6カ月の略語で、それぞれの治療期間の目安となります。この目安期間を過ぎると、相手方の任意保険会社が治療費の打ち切りを宣言してくることがあります。

事故に遭ったら、痛い痛くないにかかわらず整形外科を必ず受診してください。医師に診断してもらうことが、適切な慰謝料を受け取るために必要な証拠になります。月に1度は必ず整形外科に行き、医師の診察を受けておくと、事故による後遺症など、症状固定の際に経過を証明しやすくなります。

事故後の骨や関節に異常がないかを確認するためのレントゲン検査はとても重要です。

筋肉、腱、神経へのダメージはレントゲンには写らないため、ＭＲＩ検査が必要な場合もあります。

この際、事前に相手側の保険会社に病院を受診することを連絡しておくと、治療費の支払いの際にトラブルが起きなくなります。

症状に悩まされる期間は事故の大きさや症状の程度によってさまざまで、数カ月から1年以上になることもあります。医師の診断を受けた後は、整形外科に通院するだけでなく接骨院・整骨院にて治療を開始することもできます。

そもそも接骨院で治療が受けられることを知らない方も多く見受けられます。接骨院・整骨院でも自賠責保険を適用された患者さんは、窓口負担０円で治療を受けることができます。保険会社の担当の方とのやり取りなども治療院側で行うので、自賠責保険適用の患者さんにも安心して通院していただけます。

また、毎日治療をしていてもなかなか症状が改善されない、治療が合わないなど不安に思う患者さんも多く見受けられます。このような場合も、保険会社に連絡を入れておけば、患者さんは自由に転院することができます。

被害に遭った患者さんは精神的なストレスも受けますし、中には仕事だけでなく日常生活にまで影響が出てしまう場合もあります。そのため、しっかりと治さなければなりません。

もし、現在の治療で改善が実感できていないと悩まれている方は、セカンドオピニオンを受けることもお勧めします。

おさらいしますが、**事故に遭った場合はまず整形外科を受診してください。診断の結果によりそのままリハビリに進む場合もありますし、接骨院・整骨院での治療を受けたほうがいい場合もあります。**

接骨院・整骨院での治療は自由診療になりますので、しっかりと治せるように選択をしてください。

第5章

良い治療を受けるための治療家とのコミュニケーション術

いつまでに、どのように治りたいのかを伝えよう

本章では、患者さんが満足できる治療結果を得るためには、治療家とのコミュニケーションが大切であることについてお話しします。

まずは、「いつまでに治りたい」のかを伝えることの大切さについてお伝えします。

治療家が施術するにあたり、「なんとなく以前から腰がつらかったから来てみました」という漠然とした患者さんと、「来月予定している旅行までにこの痛みをどうにかしてほしい」という患者さんとでは、施術する治療内容に多少なりとも違いが生まれてきます。

優秀な治療家の中には、問診の中でそれらを確認する方もいますが、患者さんからも積極的に要望を伝えることが大切です。

治療家は、患者さんの要望から現在の体の状態を検査して、最適な治療プランを提供できるように常に考えています。その治療プランを考えるためにも、「いつまでに」と「どのように」という情報は非常に大切なのです。

痛みを取るために与えられた期間はどのくらいなのか。何をするためにその痛みを取る必要があるのか。

ですから、まず治療院に来たら、いつまでにどうなりたいのかを具体的に伝える必要があります。

たとえば同じ痛みでも、3日後の出張までに治したいのか、1カ月後の旅行までに治したいのか、それによっては必要な治療内容も通院頻度も変わってきます。

また、「どのように」治りたいのかについても、とりあえず3日後からオフィスでの仕事に復帰できるように治したいのか、1カ月後のマラソン大会に出場できるように治したいのかで治療内容が変わってきます。

オフィスで長時間のデスクワークを行えるようにするのであれば、まずは腰周りやお腹周りの筋肉を調整する必要があるかもしれません。また、マラソン大会に出場するのであれば、走っているとき、足が着地した瞬間の衝撃に耐えるために股関節や膝関節の精密な検査と治療が必要かもしれません。

◆いつまでにどのように治りたいかの伝え方の例

では、実際にどのように治療家に伝えればいいのかを例を交えてお伝えします。

患者さんA　明日の仕事で5時間座っていないとならない仕事があるから、それをできる状態にしていただきたいのですが。

治療家　5時間も座るのであれば、お尻周りの筋肉の調整とお腹周りの筋肉の調整が必要ですね。

患者さんB　1週間後に孫が遊びに来るから、抱っこができるように治してほしい。

治療家　それでは1週間後から逆算しましょう。初回の治療や治療の頻度も変わってきます。この症状からすると、1週間後まで毎日か、少なくとも2日に一度は通院してください。

患者さんC　3カ月後にフルマラソンに出たいから、完走できる状態にしてほしい。

治療家　3カ月という長い期間が取れるのであれば、さまざまな治療計画を立てることができますよ。たとえば、最初の1カ月は患部をしっかり治すことに注力し、2カ月目からは再発防止のための治療と筋力トレーニングを並行して行っていくことも可能です。

以上の例とは異なり、**具体的な要望を伝えても、それに対する具体的なプランを出さず**

に治療を始めようとしたり、曖昧な説明しかしてくれない治療院は避けたほうがいいでしょう。

治療家に対するリクエストは少なく

患者さんが治療家にしっかりと要望を伝えることは大切ですが、あまりに多くのリクエストを行うと、治療家が治療しづらくなってしまう場合がありますので注意しましょう。

優秀な治療家になればなるほどたくさんの経験を積んで、常に勉強し、少しでも早く患者さんを治したいと考えています。そのため、優秀な治療家は自分が持っている技術にも自信を持っています。

したがって、患者さんに問診をして検査をした段階で、どこが原因でその症状が出ているのか、どんな治療をすれば良くなるのかについて、治療を始める前におおよその見当がついています。

また、患者さんの挙動も観察していますので、患者さんが院に入ってきてからベッドに歩いてくるまでの動作からもある程度、治療の予想をしています。待合室での座り方、問診票を書いている姿勢、椅子から立ち上がる動作、歩き方、ベッドへの座り方や動作、問診票の内容などを見ています。

いわば、問診と検査は答え合わせのようなものなのです。そのため、治療家に対して多くのリクエストを出すと、その治療家のあなたに対する治療の最大のパフォーマンス、効果を損ねてしまう場合があります。

優れた治療家であれば、問診票やあなたの言葉以上に症状を読み取っているのです。患者さん自身が知らなかった体の状態を気づかせてくれることもあります。

たとえば、すでに治療家が治療方法を頭の中で想定しているにもかかわらず、患者さんが「肩と腰をやってくれ。あと、俺の腰はこの辺を強く押すと良くなるからここをもんでくれればいいから。そして、その後に電気をここに付けて、最後に薬塗って湿布貼って」などとリクエストすると、治療家としては治療を行いにくくなります。

想像してみてください。

お客さんがラーメン屋さんへ行き、「私はこうやってスープを取り、この調味料を使い、麺は太めで縮れていて、トッピングはこれとあれを頼む」と伝えたら、ラーメン職人はどう思うでしょうか？

治療家に対してリクエストをしすぎることも、これと似ています。

患者さんからのリクエストにはなるべく沿いたいと考えている治療家ほど、手が止まってしまいます。

やはり、**プロに任せるべき部分は任せるという気持ちも大切です。**

ほかの治療院での治療実績も遠慮なく伝えよう

人生の中で、一度もケガや病気をしたことがない人は少ないでしょう。当然、皆さんはさまざまな治療を受けてきていると思います。

治療家にとっては、患者さんが過去にどんな治療を受けてどのような効果があったのかを知ることが、これから行う治療の大きなヒントになります。

逆に言えば、患者さんの治療歴や既往歴をしっかりと確認しない治療家の治療を受けるのは、少し考えたほうがいいかもしれません。なぜなら、過去に受けた治療によっては、今後行ってはいけない治療である「禁忌《きんき》治療」もあるためです。

禁忌治療とは、患者さんが行った手術の内容や体内に入れているペースメーカー、人工弁、整形外科的金属（人工関節など）、あるいは投薬の経歴によっては、副作用を起こしたり悪化させてしまうため避けるべき治療のことです。

したがって、患者さんはこれまでどんな病気やケガをしてきたのかについて、必ず治療家に伝えてください。

たとえば、次のとおりです。

「心臓に疾患があり、手術した経験がある」

「膝の前十字靭帯をケガして手術した経験がある」

「子どもの頃に脱臼した経験がる」

「右手首を骨折したことがある」

このように、出生から現在までにどんな病気やケガをしたことがあるかという経歴を「既往歴」を呼びます。

特に、手術の経験がある場合は必ず伝えてください。

手術ほどの経験がなくても、ほかの治療院での治療実績は積極的に伝えましょう。「腰を痛めて○○接骨院に通ったんだけど、全然良くならなかった」と伝えるだけでも、治療家はどのような治療を受けたのかについて聞いてくれるはずです。

治療家としては、今後の治療の参考になるのはもちろん、ほかの治療院で治らなかったなら絶対に当院で治してやる、と気合が入るものなのです。

◆治療実績に配慮した治療方法の例――体内に金属がある場合

患者さん　以前、家の階段を踏み外して大ケガをし、膝に人工関節を入れました。

治療家　それでは電気を使った治療はできないので、ほかの方法で治療していきましょう。

◆治療実績に配慮した治療方法の例――以前の治療で改善しなかった場合

治療家　問診票を見ると、足を捻挫した日から2週間経っていますが、どこかで治療を受けていましたか？

患者さん　実は○○接骨院に通っていたのですが、一向に良くならならず、いまだに歩けません。それでこちらの治療院に来ました。

治療家　そうでしたか。ちなみに○○接骨院ではどんな治療をしてもらっていましたか？

患者さん　電気をかけて湿布を貼ってもらっていました。

治療家　分かりました。それではこの最新の電気治療と湿布を貼った上で、しっかりと固定をする措置を行いましょう。痛みはかなり軽減しますよ。

患者さん　本当だ、まだ少し痛いけれど歩けますね。

治療家　この治療を続けていけばしっかりと治すことができますよ。

以上のように、ほかの治療院での治療実績を伝えることで、ケガの具合や経過、以前の治療院での治療内容を参考にして、より良い治療を施してくれるでしょう。

治療院でのNGワード。治療家は職人です

あまりピンとこないかもしれませんが、治療家は職人であるといえます。治療家は自分が習得した専門的な技術に自信を持っているためです。

とても真面目な人が多く、向上心も強い。日々、技術の向上に熱心な人が多いのも治療家の特徴です。

そんな職人気質の治療家に対して言わないほうがいいNGワードがあるのを知っておく

ことも、より良い治療を受けるためのコミュニケーション術です。

職人に対してのNGワードは、治療家に限らず他の職種にも共通している点が多いでしょう。たとえば、寿司職人が握った寿司に対して「握りがあまい」「シャリが固い」などと言えば、職人としては不愉快になるか、自信を失います。治療家であれば、「押しが弱い、もっとこう押してくれ」「治療が下手」と言われることに相当します。

それではNGワードのいくつかの例を挙げてみましょう。

●もっと強く押してくれ

リラクゼーション店では「力加減はいかがですか？ 強かったり弱かったら教えてください」と尋ねられることが多いと思います。

確かに、ある程度強くて痛いほうが効いている感じがしますので、「もう少し強めがいい」と思いがちです。

しかし治療の観点からすると、強すぎると筋肉や皮膚の組織を壊してしまい、かえって痛みや症状が悪化することがあるのです。強ければいいというものではありません。飲み薬と同じです。たくさん飲めば症状が早く良くなるわけではありません。

治療家は体の症状や部位に対して細心の注意を払っています。その治療家なりの判断の上での強さです。

これとは逆に、痛すぎる場合はすぐに伝えてください。痛いのを我慢をしていると筋肉に力が余計に入り、痛めやすい状態にもなってしまいます。ここは遠慮なく伝えてください。

とはいえ、やはりもう少し強くしてほしいと思うときもあるでしょう。その場合は「強くしてくれ」ではなく、「もう少し強くすることは可能ですか？」と尋ねるようにしてください。

●ここを押してくれ

治療においては、痛みが出ている場所が必ずしも不調の原因とは限りません。むしろ、痛みがある部分だけ押してくれる治療家は選ばないほうがいいでしょう。痛みの原因はほかにあることが多いためです。

たとえば、腰の痛みの原因が足や股関節の筋肉にあったり、首が痛い原因が腕や背中の筋肉にあるケースは多いのです。

患者さんとしては、痛みのある場所である「患部」を押してほしくなる気持ちは分かりますが、それは一度治療の効果を確認してから判断してみてください。

●○○接骨院で●●の治療をしてもらったからそれをやってくれ

この言葉を言われた時点で、治療家は間違いなく「だったら当院ではなく、その接骨院に行ってほしい」と思います。

治療院によって、治療の考え方や方針は異なります。どこの治療院も同じだと判断されることを治療家は最も嫌います。

ただし、前の治療院でどのような治療を受け、その結果どのような効果があったかという単なる事実や、逆に効果が感じられなかったことの情報を共有することは歓迎されます。今後の治療に活かせる情報だからです。

しかし、治療方法の押しつけは避けましょう。

●○○先生のほうがいい

一つの治療院に複数の治療家がいる場合、指名制の治療院であれば迷わず自分の好きな先生、相性の合う先生を指名していただければよいと思います。

しかし指名制がない治療院で、治療に入ろうとした治療家に対して、「あなたではなく、○○先生にお願いできませんか」と要望するのは避けるべきです。治療家としても、患者さんにそのように言われてしまうことはつらいものです。

もちろん、患者さんは治療家を選ぶ権利があります。したがって、もしどうしてもほかの治療家に担当してほしい場合は、担当してほしい治療家に直接伝えるか、受付がある場合は受付の人に理由を伝えて相談してみてください。

治療効果を感じられないときの伝え方

いくつかのNGワードを紹介しましたが、そうであっても、治療効果が感じられない場合は言ってほしいと思っている治療家は多いはずです。

もし通っている治療院で治療効果を感じられないときは、ほかの治療院に変える前にまずそのことを伝えてみましょう。

しかし伝え方やタイミング次第では、治療家を困らせてしまう場合があるので注意が必要です。

そこで、治療効果を感じられないことを伝えるタイミングの例を見てみましょう。

◆治療後に「治療前と比べて今の痛みはどうですか？」と聞かれた場合

治療家から「治療前と比べて今の痛みはどうですか？」と聞かれた場合は、患者さんに素直に効果の確認をしたいと思っているときですので、患者さんにとっては治療効果の有無を伝える絶好のチャンスです。

ですから、治療効果が感じられないときは遠慮なく伝えてください。それを聞いた治療家は新たな治療方法を試みてくれるはずです。

万が一、このタイミングで伝えたのにもかかわらず、治療家から納得できる説明もなく、その状態で帰らされた場合は、別の治療院に変えることをお勧めします。

◆時間が経ったら痛みが再発してしまったとき

治療を受けた直後は調子が良かったものの、時間が経つにつれて痛みが戻ることはよくあります。

そもそも1回の治療で完全に治るということは滅多にありません。ですから、痛みが再発した場合は遠慮なく伝えましょう。

その際、治療後どのくらいで痛みが再発したのか、どの動きをきっかけに痛みが再発したのかなどを詳しく伝えることが次の治療に活かされてきます。

特に、治療後の経過はとても重要です。治療家にとっては前回の治療で十分だったのか、ほかのアプローチ方法が必要なのか、前回の治療を継続的に行っていくのかについての判断材料になります。

◆一定期間通ったが効果が感じられないとき

1回だけでなく、何度か通院したにもかかわらず治療効果が感じられないときは、「痛みがなかなか変わらないのですがどうすればいいですか?」と率直に尋ねてみてください。

そのときに、治療家から患者さんが納得できる説明があったり、治療に変化がみられた際は、もうしばらくその治療家を信じて通院してみてください。

信頼できる治療家であれば、症状によっては整形外科などの病院に紹介状を書いてくれます。

不良治療院にご用心

治療を続けるためのブレスレット

とある治療院で実際に経験したAさんの話です。

Aさんは長年にわたり悩まされた体の痛みがあり、どこの治療院に行っても改善されずに悩んでいたそうです。

そんなある日、近所の方から「○○先生に治療してもらえばどんな不調もすぐに治るよ」と勧められ、その○○先生が個人で営む治療院に行きました。

治療院に行くと、白衣を着た○○先生からAさんは家族や職場の話を聞かれます。

そして驚いたことに、その話の内容だけでAさんの痛みの原因が分かったと言い、治療を始めたそうです。

ところがその治療は、体には直接触れずに治す治療なのだとのことで、実際にAさんは○○先生から体に触れられることもなく、5分ほど手をかざされただけで治療は終了したと言われました。

Aさんは治療後も特に体の変化を感じることができませんでしたが、○○先生は、この治療を続けるとみるみる治るのだと説明しました。しかし、みるみる治るためには条件があると言います。

その条件とは、1個20万円のブレスレットを買うことでした。

そのブレスレットを身に着けて生活することが、この治療院に通って治療を続けるための条件だと話します。

実際に、この治療院に通う患者さんたちは皆、このブレスレットを購入して普段から着用していると説明されたそうです。

そういえば、この治療院を紹介してくれた近所の方も、こんなブレスレットをしていたことをAさんは思い出しました。

これらの話から、この治療院が行っていたのは治療ではなく、いわゆる霊感商法らしいことが推測できます。

その後、Aさんはこの治療院には行かなかったようですが、皆さんも治療のために何かを買わせるような怪しげな治療院には近づかないほうがいいでしょう。

第6章

治療にかかる費用と時間

医療保険が使える治療院はここだ！

日本では、国民皆保険制度のもとで、日本国民全員が公的医療保険に加入しています。加入の証である保険証を身分証明などに使う方も多いと思います。では、自分がどのような種類の医療保険に加入しているかはご存じでしょうか？

自分の保険証をじっくり見ることはあまりないかもしれません。

そこでまず、医療保険の種類を理解しておきましょう。

医療保険は大きく次の４つに大別されます。

①会社員などやその家族が加入する社会保険
②公務員とその家族が加入する共済組合
③75歳以上の方が加入する後期高齢者医療制度
④①～③に当てはまらない自営業、個人事業主などが加入する国民健康保険

保険診療の流れと仕組みについては図1のようになります。

このように、私たちが支払っている保険料に加え、各種の公的資金も運用されているの

図１　保険診療の流れ

保険診療における全体の流れについては、以下のフローチャートのとおり。

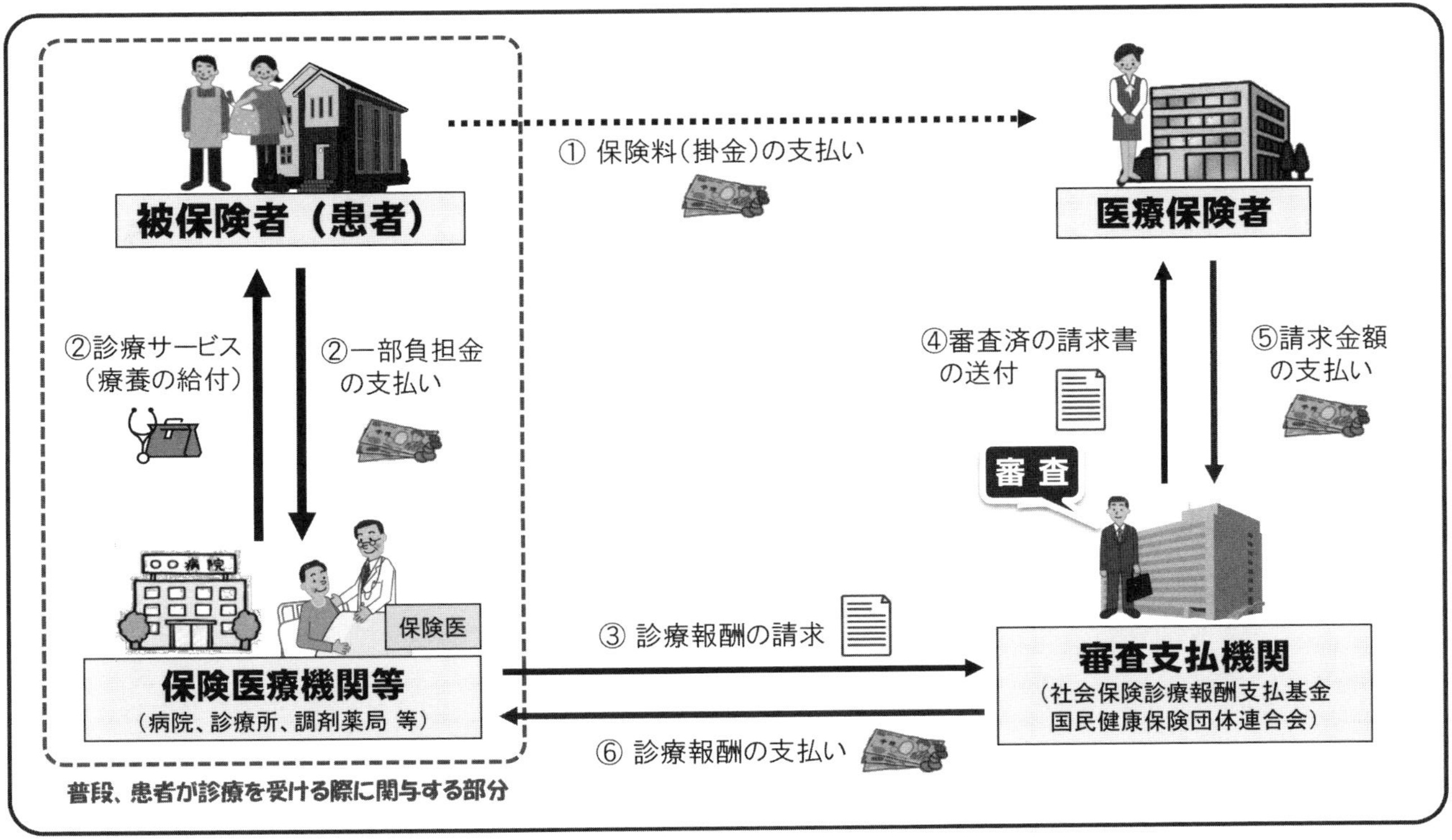

（出典：厚生労働省。一部改変）

表４　医療費の自己負担割合について

年齢	一般・低所得者	現役並み所得者
75歳以上	１割負担	３割負担
70～74歳	２割負担	３割負担
6歳（義務教育就学後）～70歳未満	３割負担	
6歳（義務教育就学前）未満	２割負担	

出典：厚生労働省「我が国の医療保険について」

が日本の医療保険制度です。

そして、医療費の自己負担割合については、年齢層によって異なります（表４）。

後期高齢者医療制度に加入する75歳以上は1割、70歳から74歳までは2割、70歳未満は3割、６歳（義務教育就学前）未満は2割です（２０２1年9月現在）。

ただし、70歳以上でも現役並み所得者は3割です。これらは医療保険制度全体に共通するルールです。

それでは、健康保険が使える治療院はどこなのかを説明していきます。

◆接骨院・整骨院

接骨院・整骨院では柔道整復師の国家資格を持った施術者が施術を行います。骨折、脱臼、捻挫、打撲、挫傷（肉離れ）の施術を受けた場合には保険の対象になります。

ただし、骨折および脱臼については、緊急の場合を除き、医師の同意を得ることが必要です。そして接骨院・整骨院で健康保険を適用した治療を受ける際には、注意点があります。

すでに述べたとおり、健康保険は病気やケガの治療に適用されます。接骨院・整骨院であればケガの治療が対象になります。

しかし、単なる肩こりや、慢性的に続いている腰痛、筋肉疲労などに対する施術は保険の対象になりません。このような症状で施術を受けた場合は全額自己負担になります。

接骨院、整骨院を受診する場合は、ご自身の体の痛みがケガに該当するのかどうかを知ることが重要です。

もう少し簡単に説明しますと、生活の中で何かの動作を行った後に痛みが出たのであれば、接骨院・整骨院でも健康保険を使うことができる可能性があります。

ご自身での判断が難しい場合は、受診する接骨院・整骨院の施術者に確認してみましょう。

◆鍼灸院

鍼灸院では、鍼師・灸師の国家資格を持った施術者が施術を行います。

健康保険が適用になるのは、主として神経痛、リウマチ、頸腕《けいわん》症候群、五十肩、腰痛症および頸椎《けいつい》捻挫後遺症などの慢性的な疼痛を主症とする疾患の治療を受けたときです。ただし、鍼灸院で健康保険を使うためには、医師が発行した同意書または診断書が必要です。

鍼灸院には健康保険を適用するところもあれば、完全に自費治療として施術を行っているところもあります。

ご自身の症状が鍼灸院で健康保険の適用になるかどうかを、鍼灸院の施術者および医師と相談してから受診するようにしましょう。

◆あん摩マッサージ院

あん摩マッサージ院では、あん摩マッサージ指圧師の国家資格を持った施術者が施術を行います。

健康保険が使えるのは、筋麻痺や関節拘縮などであって、医療上マッサージを必要とする症例について施術を受けたときです。

鍼灸院と同様に、あん摩マッサージ院で健康保険を使うためには、あらかじめ医師の発行した同意書または診断書が必要です。事前に医師と相談した上で受診するようにしましょう。

◆整体院

整体院では、整体師が施術を行います。

整体師は国家資格ではありません。そのため、前述の国家資格者が施術を行う治療院とは異なり、整体院では健康保険が適用されることはありません。

もし、整体院で「健康保険が使えます」などと表示があった場合には注意が必要です。

第6章

初診時の問診をしっかり受けよう

医療保険の種類と自己負担割合の基本的な仕組みについては、ご理解いただけたかと思います。

次は、実際に治療院を受診してから気をつけることについて、接骨院を受診した場合を例に説明していきます。

国家資格者である柔道整復師が施術を行う接骨院では、医療保険の対象は骨折、脱臼、捻挫、打撲、挫傷（肉離れ）の施術です。

接骨院を受診した際、通常は初診時に問診表の記入が必要です。

近年の接骨院では、保険と自費治療の混合施術を行うところと、保険は使わずに完全自費治療で施術を行うところがあります。

完全自費治療の接骨院の場合、医療保険の適用は最初から想定していない場合もあります。保険が使えるか使えないかでは、治療費に大きな差が生じますので注意が必要です。

まずは、初診時に渡された問診表に、ケガに至る状況や、医療保険の適用についての説明が記載されているかを確認しましょう。具体的には、次のような質問の有無を確認します。

・痛みがあるのはどの部分ですか？
・いつからの痛みですか？
・どこで痛めましたか？
・何をしているときに痛めましたか？
・どのように痛めましたか？

このように、いつ、どこで、何をして痛めたのかを記載する問診表であれば、ケガに至る状況を把握できる問診表ですので、医療保険の適用を前提にしている可能性があります。

また問診表に、「慢性的な痛みは健康保険の適用になりません」「単なる肉体疲労や仕事上のケガは健康保険の適用になりません」などの記載があれば、より可能性が高まります。問診表にこれらの項目や記載がなかった場合、後ほど問診時に聞かれることもありますが、自費治療を中心に行う接骨院の可能性もあります。

したがって、問診時の説明をよく聞くようにしましょう。もし、説明されなかった場合は、「私の症状は健康保険の適用になりますか？」と、患者さん自ら質問することをお勧めします。

問診表を確認し、記載が終われば実際の施術が始まります。施術が始まるといっても、初診時は先生との問診（カウンセリング）から始まり、この問診時の話が非常に重要です。

接骨院を受診した患者さんには、体のどこかに痛みがあるはずですね？

すでに説明したとおり、接骨院で健康保険が適用されるのは、骨折、脱臼、捻挫、打撲、挫傷（肉離れ）といった「ケガ」でなければなりません。健康保険を使えることが接骨院に通院するメリットと考えるならば、接骨院側で健康保険の適用になるかどうかを確認してくれているかが重要です。

具体的には、次のような質問があるかどうかを確認しましょう。

・体のどの部分に痛みがあるか
・どのような痛みか（ズキズキ？　ジンジン？　動かすとピキっと痛む？　動かさなくても痛い？など）
・それはいつからか
・何をした後に痛みが出たか

特に重要なのは後半の２つです。

この2つの確認で判断できることは、最近の痛みなのかどうか、痛みを引き起こす原因となった動きがあったかどうかです。

つまり、これは健康保険が適用になるケガかどうかを確認している問診なのです。先ほどの問診表にこれらを記載する項目があったのであれば、ここで先生と共有する形になります。

これらを踏まえて、患者さんの痛みの治療に医療保険が使えるかどうかの説明が治療院側から行われます。

健康保険の適用を前提で受診したのであれば、ここで確認しておかないと、治療が終わって支払いをするときになって、健康保険が使えないから自費で○○○円です、と提示されるかもしれません。

ですから、治療院側から説明がなければ、治療前に確認することをお勧めします。

健康保険の説明が終わった後は、体の各種検査が行われます。これはほかの治療院も同様です。

鍼灸師やあん摩マッサージ師のいる治療院であれば、医師の診断書や同意書があるのかどうか、もしくは、健康保険を適用するために、医師の診察も受けるよう案内してくれるのかどうかです。

このような問診が行われるかどうか、そして健康保険を正しく適用している治療院なのかを必ず確認しましょう。

以上のことをまとめると次の３つのポイントが挙げられます。

- 健康保険が使えるかどうかで治療費が変わる
- 健康保険適用なのかを問診時に確認しているか
- 健康保険についての説明がなかったら必ず確認する

また、問診時に確認しておく５つのポイントは次のとおりです。

- 問診表にケガの状況確認の項目があるか
- 問診表に健康保険の適用の説明が記載されているか
- 体を痛めた時期、痛めた動作の確認があるか
- 医師の診断書または同意書があるか
- 健康保険の適用かどうかの説明があるか

以上、初診時の問診で聞いておくべきことをお伝えしました。問診と各種検査が終われば、次は患者さんの症状と、それを治療していく具体的な治療法の説明が行われます。

この説明のときにも、聞いておくべきことと確認しておくべきことがあります。それが「期間」と「効果」です。

ここでは具体的なイメージが浮かぶように、問診と検査の結果、患者さんがぎっくり腰であると診断された例で説明します。

まず、症状が発生した経緯を次のように説明しました。

「今朝、布団から立ち上がるときに布団に足が引っ掛かり、体をねじるような体勢で転倒してしまい、腰に激痛が走りました」

次に、症状については次のように伝えました。

「腰がズキズキ痛み、痛いところを触ると熱っぽい感じがあります。椅子や床から立ち上がるのが激痛で困難です。歩くのも壁などで体を支えないと歩けません。こうして座りながら問診を聞いているだけでも痛くてつらい状態です」

ぎっくり腰になったことがある方は分かるかもしれませんが、ひどい場合は歩くどころか、立ち上がったり寝返りを打つだけでも激痛に見舞われます。

第6章

そのような激痛で苦しんでいる患者さんがまず聞きたいのは、「いつ、この痛みから解放されるのか」ではないでしょうか。

この痛みから早く楽になりたい。なんとか動けるようにしてほしい。痛くて仕事や家事ができなくて困っている。そんな思いになっているかもしれません。

例として挙げたぎっくり腰では、「ズキズキ痛い」「触ると熱い」という症状から、炎症が起きている状態です。しかも痛みが出始めたのは今朝からです。これらの情報を得た治療家からの説明は、次のようになるでしょう。

「○○さんの腰の状態は、炎症といって、筋肉などの体の細胞が傷ついている状態です。傷ついたことにより、腰部で熱が発生して、痛みも引き起こしています。まずは、この炎症を抑えるために、アイスパックで患部を冷やして炎症を抑える処置をしますね。通常の炎症症状の場合、3日程度で炎症が治まってきて、今より楽に動けるようになりますからね」

この説明に含まれているのが「期間」と「効果」です。

炎症が治まるのが3日程度で、そのあとは楽になると言っています。そのために、炎症を抑える効果があるアイスパックの治療が行われることも分かりました。

もちろん、治療家によっては例に出した説明のような「期間」と「効果」を明言しない場合もあるでしょう。そのときは、「この痛みはいつまで続きますか？」「どういう治療を行いますか？」と聞いてみましょう。

どんな治療でも、受診する患者さん本人が理解・納得していなければ、それは治療として成立しません。

なぜならば、治療を受ける患者さんの体を管理しているのは、ほかでもない患者さん自身だからです。

治療院で治療を受けている時間はせいぜい30分程度でしょう。1日24時間のうちのたった30分です。残りの23・5時間は患者さん自身の管理下にあるわけです。

この、1日のほとんどを占める時間帯に、治療の効果や説明をよく聞かずにやってはいけないことをしてしまうと、痛みを長引かせたり、症状を悪化させてしまう場合もあります。

患者さんは「治療」と聞くと治療院で行うことだと思ってしまいます。しかし、実際には日常生活こそが治療期間ですから、治療家は患者さんに治療内容を分かりやすく伝える責任があります。

患者さんは説明を聞いたときに、少しでも「分からない、何のことをだろう」と疑問に思ったら、分かるまで聞き直す必要があります。

患者さんを本気で良くしようと思っている治療家なら、分かるまで説明してくれるはずです。

自費治療を勧められたら、まずは体験して効果を知ろう

健康保険の適用範囲が治療院ごとに異なることをお話ししました。

そこで次に、最近の治療院では保険治療のほかに自費治療を取り入れている点について説明します。

前述のとおり、保険治療が適用される範囲は治療院の施術者が保持している国家資格によって法的に決まっています。

しかし、法で定められた範囲では解決できない症状や、より早く治すための治療、あるいはメンテナンスや再発予防のトレーニングなどの、法で定められた範囲を超える施術に対しては、自由診療料金を設定した自費治療として提供されています。

この自費治療で各治療院の特徴や方針が分かりますので、ここからは、どんな自費治療があるのか、どうやって選んだらいいのかを説明していきます。

自費治療にはさまざまな種類があります。治療院の種類によっても違いますし、同じ種類、たとえば接骨院・整骨院でも店舗によって扱っている自費治療が異なります。

保険治療にプラスアルファとして自費治療を追加している店舗もあれば、自費で手技治療○○分延長といった施術を行ったり、産後の矯正や美容施術、姿勢の矯正トレーニングを行うなど、店舗ごとに多様です。

自費治療を受けるにあたって気をつけることは、実際に体験して効果が実感できるかどうかです。

ぎっくり腰の症例でも自費治療を勧められる可能性があります。たとえば、特殊な電療機械を用いた電気施術の自費治療です。具体的には次のように提案されるでしょう。

「○○さん、保険適用のアイスパックの治療だけだと、痛みが引くのに日数がかかってしまうんですね。できれば1日でも、1秒でも早くこの痛みを軽減させたいですよね。実は、この痛みをいち早く軽減させる特別な電気の治療法があります。痛みを軽減させる効果が高い治療法で、自費治療で2000円になります。立ち上がるのが楽になりますし、壁や手すりにつかまらなくても歩ける状態になりますので、一度受けてみませんか？」

その電気の治療を受けることで痛みが引いて、歩けるようになったらうれしいですよね。

自費治療を受けるときに重要なのはここです。その自費治療でどのような効果、どのような変化が患者さんに起こるのか、ということが重要です。

電気治療は2000円という説明でしたが、歩くのもやっとなほどの激痛から解放され、体が楽になるのであれば、保険診療にあと2000円追加してでもその効果を体験したいと思う患者さんも多いでしょう。

自費治療を断り、保険のみでの治療にこだわっていたら、もしかすると痛みが軽減するのが遅くなり、通院回数が増えてしまい、かえって費用が高くなるかもしれません。

もう一つ例を挙げてみましょう。

同じくぎっくり腰の症例です。


治療を継続して受けた結果、治療家の見立てどおり3日後に痛みが引いてきました。最初の痛みと比べて半分ぐらいの痛みまで回復した状態です。その状態で提案される自費治療を挙げるとすれば、痛みの原因となっている部分への治療が考えられます。具体的には次のように提案されるでしょう。

「○○さん、痛みが半分ぐらいになってよかったですね。まだ継続して治療が必要ですが、そろそろ痛みを引き起こした原因への治療が必要になります。○○さんの場合、骨盤がとても歪んでいます。骨盤が歪んでいるということは、骨盤についている筋肉や関節に何かしらの負担がかかっていて、正常な役割を担えていない状態です。ですので、骨盤の歪みを治さないと、痛みを引かせるのに時間がかかってしまいます。保険診療で治療を進めていく方法もありますが、自費治療の骨盤矯正を受けてもらえれば、保険で治療を行うよりも早く骨盤が矯正されるので、痛みも早く引かせることができますよ。受けてみませんか？」

ここでも重要なことは骨盤矯正の効果です。実際に骨盤矯正を受けてみて、痛みが引いたり体が楽になったりしていれば、継続して受ければいいのです。**まずは治療を体験して「効果」を感じること。体験した上で、効果に見合った料金なのかどうかを考えましょう。**

それでは、ほかの自費治療の例についてみておきましょう。

◆手技治療〇〇分追加

「手技治療〇〇分追加」は、よく見かける自費治療のメニューです。

この類の自費治療の効果としては、保険診療で治療している部位の痛みに関連する部分を手技で緩める施術を受けることで、保険診療の部位の回復を早める効果が期待できます。

たとえば、部活でサッカーをしていて膝関節を捻挫したとします。ケガをした膝関節は健康保険が適用されます。しかし、膝関節のケガを引き起こした要因として、膝関節上下の筋肉、股関節や足関節の硬さが関係しているとすれば、そこを手技治療で緩めることで、膝にかかる負担が軽減されて回復を早める効果が期待できそうです。

もしくは、サッカーに一生懸命打ち込んでいた結果として筋肉疲労がたまりすぎていたのであれば、全身を緩める施術で体全体のコンディションが向上し、筋肉の本来のパフォーマンスを発揮できるようになることが期待できます。

自費治療ですから、健康保険の適用にならない筋肉疲労でも施術を受けていいわけです。こういった自費治療の費用の相場は、10分で1000円前後です。

◆パートナーストレッチ

ストレッチ系の自費治療は、どのような効果が期待できるでしょうか。

筋肉には伸び縮みするための柔軟性があります。体が硬い人や柔らかい人がいますが、体が硬い人は筋肉の柔軟性に欠ける人です。柔軟性に欠けるということは、筋肉が伸ばされる負荷がかかったときに、柔軟性がある人より耐えることができません。つまり、ケガをしやすいのです。

たとえば、陸上短距離走者の太ももの肉離れ。筋肉の柔軟性があれば、筋肉を全力で動かしても肉離れを起こす可能性は低いのですが、柔軟性が足りない状態のまま全力で動かしてしまうと、筋肉が伸び縮みに耐えきれず、筋断裂を起こして肉離れになります。

肉離れは筋挫傷として健康保険が適用されます。健康保険を使った治療終了後にストレッチ系の自費治療を受ければ、ケガの原因になった柔軟性の不足を改善させ、柔軟性向上効果、再発予防効果、パフォーマンス向上効果が期待できるでしょう。

パートナーストレッチ（2人1組で行うストレッチ法）は、スポーツをしている方には効果的な自費治療かもしれません。

こちらも前述の自費治療と同様に、10分で1000円前後の料金設定にしている治療院が多く見かけられます。

◆猫背矯正・骨盤矯正

矯正系の自費治療です。手を使った矯正、ポールを使った矯正、ベッドを使った矯正などさまざまな方法がありますが、矯正に共通するのは骨格を整えることです。

骨格とは、背骨や骨盤、関節など、骨と骨で形成され、体の支えとなるものです。その骨格を動かす役割を担っているのが筋肉です。骨格と筋肉が協調して動くことにより、私たちは体を動かしたり、姿勢を維持できます。

逆に言えば、骨格と筋肉のどちらかに不具合があると、体は正常に機能しません。骨格が正常な位置からズレたり歪んだりすることで、姿勢が悪くなったりしますし、骨盤のバランスが崩れて痛みを引き起こしたりします。

矯正で期待できる効果は、骨格が正しい位置に戻ることです。その結果、痛みの改善はもちろん、姿勢が良くなって見た目が改善されたり、内臓機能の向上や自律神経のバランスが良くなったりという効果が期待できます。

これらの矯正系の自費治療は、矯正方法によって費用も異なりますが、1000円〜5000円程度の治療が見受けられます。

矯正についてもやはり体験して効果を感じてから、効果と費用がマッチしているかを判断しましょう。

◆美容整体・美容鍼

「美容整体」や「美容鍼《びようしん》」は美容に関係する自費治療です。

整体法や鍼を用いた施術などさまざまな方法がありますが、共通するのは「見た目」にフォーカスしている点です。つまり、期待できる効果は正しい姿勢、きれいなスタイルを手に入れることです。

正しい姿勢は健康にも通じます。痛みを取りながら体もきれいになれば、誰しもうれしいでしょう。美容整体や美容鍼は、痛みも見た目も改善させたいという方に合った自費治療といえます。

美容に関する自費治療はほかの自費治療より料金が高くなる傾向がみられ、治療内容によって料金が大きく異なります。ホームページで治療費を公表している場合が多いので、事前に調べてから体験するのがいいでしょう。

治療を受ける患者さんの多くは治療内容の知識がありませんから、いくら説明されても体験するまで分からないことが多いはずです。

そのため、「はい、受けてみます。お願いします」と気軽に受けられるものでもありません。

第6章

このことから、自費治療を取り入れている治療院でよく見かけるのは、「お試し○○」とか、「初回限定○○」、「○○体験」といった自費治療の体験メニューです。

当然ながら、自費治療ですから、保険診療より料金が高くなることが多くなります。しかし体験メニューであればハードルは下がりますから、一度受けてみようと思えるかもしれません。

繰り返しになりますが、自費治療を受ける上で重要なのは自費治療の「効果」です。自費治療の効果の対価として料金が設定されているのですから、料金が高くなればなるほど、それだけ治療効果も高くなると期待したいところです。

自費治療の提案をされても、実際に体験してみないと効果のほどは分かりません。患者さんの体のことを思って提案された自費治療であれば、まずは治療を受けてみてはいかがでしょうか。

その結果、料金に見合った効果を期待できるかどうかを考えた上で、自費治療を継続するかを判断してみてください。

治療院を0円で受診できる方法をご存じですか？

ここまで、健康保険の適用範囲と自費治療のお話をしてきました。健康保険にせよ自費治療にせよ、治療院でお金を支払うのが普通です。

しかし、治療院での治療を0円で受けられる場合があります。体の状態が良好になっていくにもかかわらず、お金を払わなくていい、そんな方法があるのです。

しかし、ほとんどの人はこのことを知りません。この機会にぜひ覚えておいてください。

治療院での治療が0円になるのは、大きく分けて次のいずれかの条件の場合です。

①ケガをした原因、状況によるもの

②医療費助成制度によるもの

まずは①の「ケガをした原因、状況によるもの」から説明していきます。

◆交通事故によるケガ

交通事故が原因でむち打ちや打撲などのケガをした場合は、0円で治療を受けることができます。健康保険の適用範囲でも加害者がいる交通事故は、健康保険が使えないとお伝えしました。これは自動車損害賠償責任保険（自賠責保険）の制度の利用が優先されるためです。

自賠責保険は強制保険とも呼ばれ、車の所有者には加入が義務付けられています。加入していなければ車検が通らず、一般道路を走行することができません。

自賠責保険は事故で被害に遭った方の救済を目的としており、事故被害者の治療費を、車を保有している全ての人から徴収した保険料から補償するという仕組みになっています。

車を保有していない人が交通事故の被害者となった場合でも、相手が自賠責保険に加入している自動車やバイクであった場合は、自賠責保険から治療費が補償されますので0円で治療を受けることができます。

しかし、その場合でも注意点があります。

それは、自賠責保険の補償を使って0円で治療が受けられる治療院と、受けられない治療院があることです。

この仕組みを知っておかないと、交通事故のケガだからと治療院を受診したのに0円で治療が受けられず、むしろ高い治療費を払うことになった、という事態にもなりかねません。このような事態を避けるために必要になってくるのが、前述した「健康保険の適用範囲」（154ページ「医療保険が使える治療院はここだ！」）です。

ここからは治療院の種類ごとに説明します。

まずは接骨院・整骨院です。

結論として、**接骨院・整骨院での治療は、自賠責保険の補償が受けられます。**

これは、接骨院・整骨院が柔道整復師という国家資格者による治療を実施するものであること。また、接骨院・整骨院では交通事故案件での健康保険の適用が広く認められているためです。

接骨院・整骨院の施術者によって対応の差はありますが、基本的には交通事故被害によるケガの場合は0円で治療が受けられると思ってください。

次に鍼灸院・あん摩マッサージ指圧院です。

結論として、鍼灸院・あん摩マッサージ指圧院では自賠責保険の補償は受けられないことがほとんどです。

柔道整復師と同様に、鍼師・灸師といった国家資格者が治療を施すことに変わりはありません。しかし、前述の「健康保険の適用範囲」で説明したように、健康保険の適用に際し、医師の同意が必要とされる制度になっていることが影響します。

したがって、鍼灸院・あん摩マッサージ指圧院では原則として自賠責保険の補償は受けられません。

しかし、有資格者による治療であること、その治療により症状の快復が見込めること、そして医師の指示・同意が得られた場合には、自賠責保険の補償を受けられることがあります。

そのため、鍼灸院、あん摩マッサージ指圧院で交通事故によるケガの治療を受ける際には、事前に医師に鍼灸やあん摩・マッサージを薦める診断書を書いてもらう必要があります。診断書を書いてもらえない場合は0円で治療が受けられない可能性が高くなります。

これらの内容を踏まえて、鍼灸院やあん摩マッサージ指圧院での治療を受けるかどうかを判断してください。

最後に整体院です。

整体院では自賠責保険の補償は受けられません。

整体師やまったく資格のない治療家のマッサージ院（あん摩マッサージ指圧師の資格を有する施術者のいない単なるマッサージ院）では、国家資格に準じない治療を行いますので、健康保険は適用されません。

また、治療として効果があるかどうかが不明ということで、自賠責保険の補償も受けられません。ただし、「医師の指示」により整体やマッサージを行った場合、つまり、「医師の指示が立証できた場合」だけ、自賠責保険の補償を受けられることがあります。

したがって、整体院やまったく資格のない治療家のマッサージ院については、原則的に交通事故の治療であっても、0円で治療は受けられないということを認識しておいたほうが無難です。

以上で、交通事故によるケガの場合は0円で治療院を受診できる場合があることを、ご理解いただけたと思います。

しかし、交通事故にはさまざまなパターンがあり、中には自賠責保険を使えない、あるいは使わないほうがいい場合もあります。その際は、健康保険を適用させる方法もありますので、健康保険が使える治療院へ相談してください。

◆通勤中または業務中のケガ

通勤中または業務中にケガをした場合、治療院を0円で受診できます。

交通事故と同じように、通勤中・業務中のケガは健康保険の適用範囲外と説明しましたが、その理由は労災保険が適用されるためです。

第6章

労災保険とは、「労働者災害補償保険」のことで、労働者が仕事中や通勤途中の事故によって、負傷・疾病・死亡した場合の治療費・生活費の支給を行う制度です。

会社は一人でも働く人（正社員、パート、アルバイト、派遣労働については派遣元の会社）を雇ったら、労災保険に加入しなければなりません。これは「労働者災害補償保険法」という法律で決められたルールです。

また、私たちが個人的に加入している生命保険や自動車保険などの任意保険は、○○生命、○○損保などの会社が運営しているのに対して、労災保険は国によって管理・運営されています。

さらに労災保険には、通勤中のケガを補償する「通勤災害」と、業務中のケガを補償する「業務災害」があります。

この通勤災害、業務災害について詳しく説明します。

通勤災害とは、自宅と会社の間を通勤している間に発生したケガのことです。

労災保険では通勤について定義があり、「労働者が、就業に関し、次に掲げる移動を、合理的な経路及び方法により行うことをいい、業務の性質を有するものを除くものとする」と定められています。もう少し分かりやすく説明すると、次の場合が通勤災害の適用範囲ということです。

・自宅と職場の往復
・職場から別の職場への移動（複数店舗を行き来する場合など）
・単身赴任者の赴任先住居と帰省先住居との間の移動

したがって、会社に向かう通勤途上で段差につまずき転倒してケガをしたり、事業所間の移動中に駅の階段を駆け上がろうとしたら肉離れを起こした、などといったケガは通勤災害となります。

こういった通勤以外の仕事、つまり業務中に起こったケガは業務災害となります。たとえば、運送業で倉庫の荷物を持ち上げたらぎっくり腰になったとか、保育士が園庭で子どもと一緒に走っているときに捻挫した、といった場合は業務災害となります。

労災保険で受けられる補償には、療養給付、休業給付、障害給付などがありますが、治療院を0円で受ける際に適用される補償は療養給付、つまり療養費の給付です。

治療費の給付なので、交通事故と同様、健康保険が適用される治療院かどうかと、受診する治療院が労災保険の労災指定院であるかで、労災保険を利用できるかどうかが決まります。

接骨院・整骨院は、ケガであれば健康保険の適用になりますから、施設が労災の取り扱いの手続きさえしていれば問題なく労災保険で治療が受けられますので、0円で受診可能です。受診の際は、柔道整復師専用の通勤災害または業務災害の書類が必要です。

鍼灸院・あん摩マッサージ指圧院でも健康保険が適用されますので、労災保険で0円で治療を受けることは可能です。

ただし、労災保険の適用には健康保険と同様、医師の同意が必要です。

また、受診する治療院が労災保険の取り扱いの申請をしている必要があります。

実際のところ、鍼灸院、あん摩マッサージ指圧院で労災保険を取り扱っているところは少ないため、これらの治療院で労災保険を利用して受診したい場合は、受診前に治療院に確認しておいたほうがいいでしょう。

さらに、最終的に労災保険で治療を行ってもよい（治療費を労災から給付します）と判断するのは労働基準監督署ですので、それが認められなければ労災保険から治療費は給付されません。

鍼灸院・あん摩マッサージ指圧院において労災保険で治療を受ける場合は、以上の点を踏まえて判断してください。

実際に労災保険を利用する場合は、業務災害、通勤災害の専用の書類が必要です。入手は厚生労働省のホームページからダウンロードするか、管轄の労働基準監督署または労働局で直接受け取ることができます。会社などに勤務している方は、勤務先へ報告して労災保険で受診する旨を伝えれば、勤務先が書類の準備、作成補助を行ってくれます。

これらが「ケガをした原因、状況によるもの」で治療院を0円で受診できる方法です。

◆医療費助成制度による0円治療

②の「医療費助成制度によるもの」とは、医療機関にかかることで発生する医療費の負担を軽減する目的で、国および地方公共団体が実施している福祉制度のことです。この制度は「公費負担医療制度」と「公費以外の医療費助成制度」の2種類に大別できます。

公費負担医療制度とは、各種の法律に基づく制度であり、医療機関窓口での支払いが直接免除されます。障害者総合支援法に基づく育成医療や精神通院医療のほか、養育医療、小児慢性特定疾病、特定疾病、生活保護、公害医療などがあります。病院や診療所など、医療機関が患者さんに請求すべき一部負担金を、国または地方公共団体に請求します。

公費以外の医療費助成制度は、健康保険制度や各地方公共団体の条例に基づくもので、その多くは医療機関の窓口で支払った一部負担金の一部または全部が、後日、保険者または地方公共団体から払い戻される間接的な助成制度です。

具体的には、高額療養費制度、家族療養付加金制度、重度心身障害者医療費助成制度、ひとり親（母子）家庭等医療費助成制度、乳幼児医療費助成制度などがあります。

この他、高額療養費として払い戻される額を前払いしてくれる高額医療費貸付制度もあります。

このような医療費助成制度を使うことで、治療院を0円で受診することができます。

医療費助成制度を利用するためには、医療費助成制度の対象になる方が所定の手続きを行い、医療証を取得する必要があります。この医療証を、医療機関を受診する際に保険証と一緒に提出することで、医療費助成制度を利用することができます。

治療院で適用となる医療費助成制度としては、重度心身障害者医療費助成制度、ひとり親（母子）家庭等医療費助成制度、乳幼児医療費助成制度などがあります。

前述のとおり、医療費助成制度は、医療機関にかかることで発生する医療費の負担を軽減することを目的としていますので、治療院でこの助成制度を利用できるのは、これらの医療助成制度に加入している対象者が、健康保険の適用になるケガをした場合です。

たとえば、乳幼児医療費助成制度が適用になる子どもが、公園で遊んでいるときに転んで肩をぶつけてしまい、近くの接骨院に通院したというような場合に利用できます。

医療費助成制度の利用は、健康保険の適用範囲に限定されますので、たとえ医療費助成制度の対象者になっていたとしても、健康保険の適用範囲以外の体の症状には利用できません。つまり、乳幼児医療費助成制度の対象になっている子どもの単なる筋肉疲労への施術や、ひとり親（母子）家庭等医療費助成制度の対象のお母さんがリフレッシュのために治療院で施術を受けるといった場合には使えません。

医療費助成制度は、国および地方公共団体が実施している福祉制度のため、居住している都道府県や市区町村によって制度内容に違いがあります。同じ乳幼児医療費助成制度であっても、全額助成の場合もあれば、一部助成の場合もあります。助成制度の対象になる場合は、お住まいの地方公共団体に確認してみてください。

以上、治療院を0円で受診する方法を説明しました。さまざまな制度がありますが、制度の内容を理解し、適用できる場合は積極的に活用しましょう。せっかく制度があるのに、治療院で使えることを知らないがために助成が受けられないのはもったいないありません。

適用されるかどうか分からなくて困った場合は、受診したい治療院に問い合わせてみることをお勧めします。

少し長くなりましたので、まとめておきましょう。

治療費0円受診について

- 治療院の治療を0円で受けられるかどうかは、ケガをしたときの状況による
- 交通事故、通勤、業務中のケガは0円で治療可能
- 国および地方公共団体が実施している医療助成制度でも、0円で治療を受けられる可能性がある
- 医療費助成制度は地域によって異なるため、確認が必要
- 健康保険が使えない治療院では適用できない

不良治療院にご用心

料金が一律500円の治療院

知人から、一律500円で施術してくれる治療院があると聞いて驚いたことがありました。

「はい、お疲れ様！　いつもありがとね！　今日も500円でいいよ～」

このような感じで、施術の内容にかかわらず500円なのだそうです。500円で体が楽になるのであれば、毎日でも通いたいですよね。しかも待ち時間もほとんどないといいます。

そのような治療院があるのなら、そのシステムも含めて私も体験してみたいと考えておりました。

ところが、ある日突然、その治療院は閉院してしまったのです。

通院していた患者さんたちは、さぞかしがっかりしたことでしょう。一律500円で楽になれる治療院など、そうそう見つけることはできません。

それにしても、いったいどのような治療院だったのでしょうか。

第6章

そのような疑問を抱いていると、知人から後日談が伝えられました。

「あの治療院、保険請求で不正をしていたらしいよ。健康保険が使えない人を保険で治療したことにしてたんだってさ」

どおりで保険の話が出なかったと、知人は言っていました。

治療院を選ぶ際は、健康保険と治療費の話をよく聞いて判断しましょう。

第7章

日本の未来における治療院の役割

生活様式の多様化にともなう需要の変化

近年、生活様式が多様化するに従い、治療院の需要も大きく変化してきました。まず、２０１９年に掲げられた1億総活躍社会の実現に向けた「働き方改革」が今まさに進行中です。

その背景には日本の人口動態の変化がありますが、２０２０年に入ると新型コロナウイルス感染症の世界的な感染拡大により、働き方の見直しは加速し、生活そのものも変化しました。

日本の人口動態の変化をみてみると、すでに日本は少子高齢化により総人口数は減少しており、15歳以上65歳未満の生産年齢人口も減少しています。その一方で、65歳以上の人口は今後も増加していくと予測されています。

こうした人口動態の変化に対応するため、日本では政府主導で高齢化社会への対策が施行されています。その基本的な枠組みとしては、就業・所得、健康・福祉、学習・社会参加などが挙げられます。

就業・所得分野では、年齢にこだわらずに働ける社会の実現に向けた環境整備、公的年金制度の安定的運営、資産形成などの支援や施策が実施されています。特に分かりやすいのが定年の延長制度でしょう。

これまでの定年といえば60歳が一般的でした。それが高齢化社会の影響による労働力と生産能力の低下対策として、65歳へ延長されました。これは雇用確保義務として、2025年から全企業で義務化されます。

さらに将来的には、70歳定年へ向けて企業へ努力義務が定められる予定です。

日本人の平均寿命は世界一です。今や「人生100年時代」とも言われています。

しかしながら、いくら平均寿命が世界一だとしても、イコール健康という訳ではありません。

「若い頃より体調を崩しやすくなった」「体力や集中力が下がった」「持病があり、健康に不安を抱えている」といった高齢者も多いでしょう。寿命が延びると同時に、健康不安も増えているのです。

健康状態が良くない状態で働くと、「ミスが増える」「労災に発展する事故が起きやすくなる」といった傾向も出てくるでしょう。そのため、「高齢者の健康管理をどのようにしていくのか」という新たな問題が生まれています。

健康管理に関する問題は、すなわち医療機関の問題でもあります。そして医療の一端を担う治療院にとっての問題でもあるのです。

このような事情から、高齢者ならびに定年を見据えた40・50代の方の健康維持に対する需要が高まっています。

また、生活の変化に着目すると、私たちの生活が便利になったがゆえに生じている問題もあります。

その代表がスマートフォンの普及です。

今や日本国民の7割以上がスマートフォンを利用しているといわれています。

人との待ち合わせ中も、電車の中でも、多くの人がスマートフォンを片手にＳＮＳやゲーム、Ｗｅｂサイトの閲覧を行い、さまざまなアプリを操作しています。

スマートフォンの普及は、新たな職業も生み出しています。その代表が動画配信の閲覧数によって報酬を得るユーチューバーです。子どもが将来なりたい職業の上位にランクインするなど、現代を象徴する職業といえるでしょう。ユーチューバーが作成した動画をスマートフォンで視聴するのは、もはや日常的になっています。

スマートフォンではほかにも、ビデオ通話や買い物もできます。そして、仕事のやり取りにおいてもスマートフォンを活用することが当たり前になってきました。まさに私たちの生活になくてはならないものとなっているのです。

しかし一方で、スマートフォンの多用による健康被害も増加しています。ドライアイや眼精疲労などの目のトラブルだけではなく、肩こりや首こり、ストレートネック、肩が胸側に巻き込んでくる巻き肩、猫背も引き起こしています。治療院にも、これらの症状が悪化して痛みを訴えて来院される患者さんがこの10年で激増しています。

こうした患者さんの需要に応えることも、これからの治療院に求められる仕事でしょう。

また、２０１６年４月に施行された女性活躍推進法も、生活様式の多様化を示していきます。

女性活躍推進法は、働きたい女性が活躍できる労働環境の整備を企業に義務付けることで、女性が働きやすい社会の実現を目的として施行されたものです。この背景には、少子高齢化により労働人口が減少していく日本で、事業を拡大・成長させたい企業にとっての「人材確保」が深刻な課題として浮き彫りになったことがあります。

また、女性が活躍できる社会をつくることも求められています。

男性は仕事、女性は家事といった考え方から、夫婦共働きという考え方へと変化し、男女ともに仕事や家事、育児などを分担する生活様式が増えてきています。

同時に、仕事や家事、育児に忙しい子育て世代や、仕事で忙しい夫婦の子どもの面倒をみる祖父母世代が増えたことから、「子どもや孫と一緒に通院できる治療院があれば便利だ」という需要も生まれてきました。

そのため治療院にも、キッズスペースが設けられ、子どもや孫を遊ばせながら親や祖父母が治療を受けるといった光景も見られるようになってきました。

また、すでに少し触れましたが、新型コロナウイルス感染症の世界的蔓延の影響も働き方や生活様式を変えつつあります。

働き方ではリモートワークによる在宅勤務が促進され、毎日会社へ通勤することが当たり前ではなくなってきています。

そして在宅勤務の増加に伴い、首肩痛・腰痛が増加しました。

今までは駅まで歩いて電車に乗り、また歩いてオフィスに行き、デスクワークをしながらもコピー機が設置されている場所や他部門を訪れたり、会議室や打ち合わせスペースに行くなど、意外と動いていたのです。

それが在宅勤務になると通勤がなくなり、起床とともにパソコンの前に座り、会議や商談もその場でオンライン上で対応するようになったため、一日中座ったままパソコンの画面を見ている状態になりました。

このことで、悪い姿勢のまま長時間の作業を行い、体中の筋肉が硬くなりがちになったのです。

こうした**生活様式から起こる体の障害に対する治療の需要が高まってきています。**

高齢化社会において健康寿命を平均寿命に近づけるために

日本では、国民皆保険制度のもとで日本国民全員が公的医療保険に加入しているため、国民は安心して良質な医療を受けられる態勢が整っています。

しかしその一方で、少子高齢化の進行と医療の高度化により、医療費は増大の一途をたどっているという問題を抱えています。社会の高齢化率が急速に高まる中、社会保障費の拡大が財政を圧迫する要因になるとともに、労働力の減少に伴う経済活動の停滞も懸念されているためです。

2019年10月、消費税が8％から10％に引き上げられた政策は記憶に新しいでしょう。このときの政府の発表は、「今後の消費税増税分は全額社会保障に充てる」というものでした。

「社会保障と税の一体改革」とは、社会保障の充実・安定化と、そのための安定財源確保と財政健全化を同時に達成することを目指したものです。

具体的には、現在の高齢者3経費（基礎年金・老人医療・介護）と呼ばれる高齢者メインの社会保障から、社会保障4経費（年金、医療、介護、子育て）という、高齢者だけでなく子ども、孫の世代までのサポートも充実させることを目的としたものでした。

経済産業省発表の社会保障費の推移を見ると、次ページの図2のように社会保障給付費が急速に伸びているのが分かります。


ここでは社会保障費、特に医療費について詳しく見ていきながら、高齢化社会の治療院に求められる役割について考えていきたいと思います。

続けて200ページの図3をご覧ください。


一人当たりの医療費は、乳幼児期を除くと年齢とともに多くなり、65歳以降急速に増加しています。

年齢を重ねていくことで、内臓機能や筋力の低下、骨粗鬆症などでの骨密度の低下により、病気やケガの頻度が高くなっていくのは仕方がないことです。

80歳以降では、入院外の費用より入院に係る費用（入院＋食事・生活療養）の割合が高く

図２　社会保障給付費の推移（2016年）

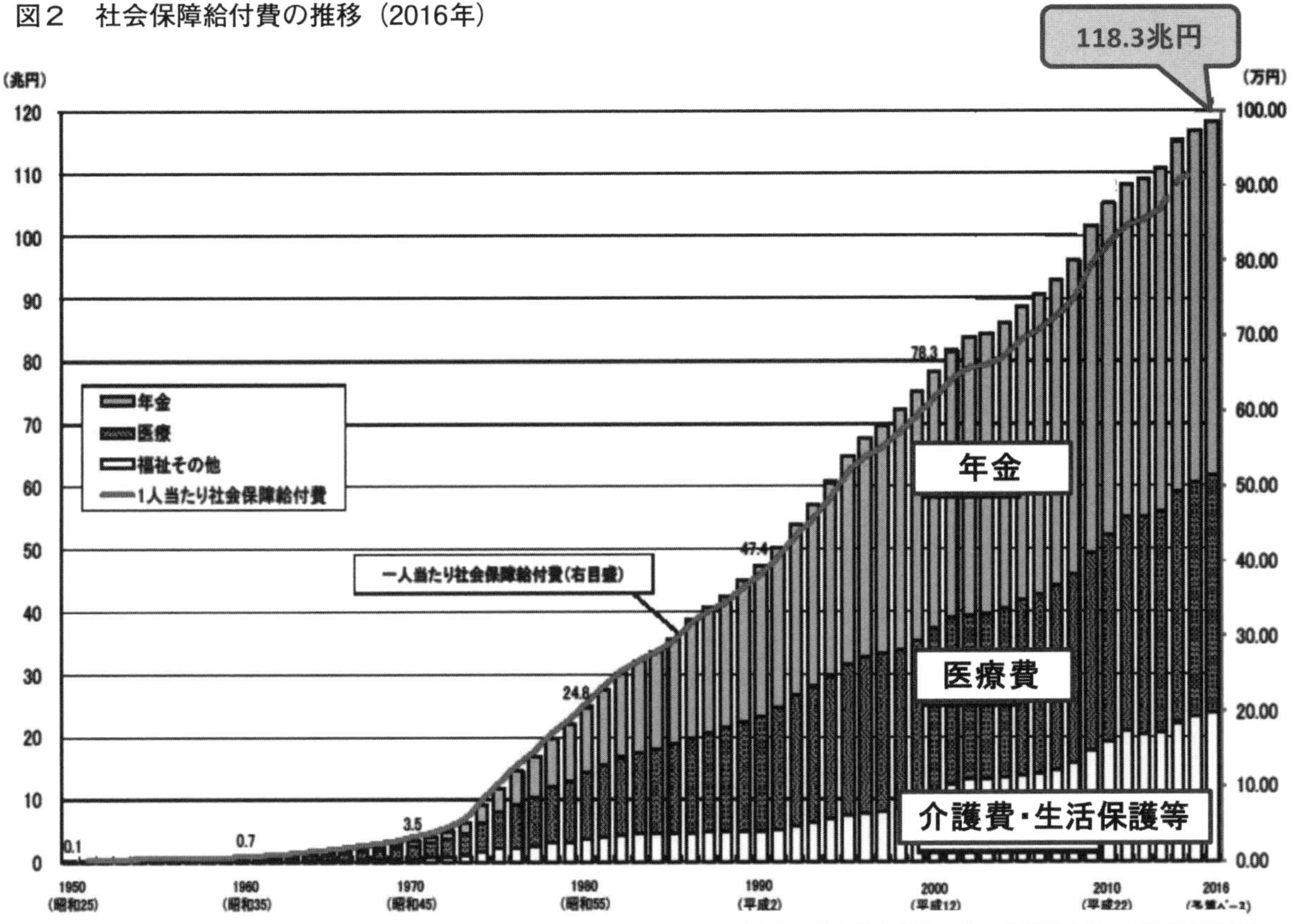

（出典：国立社会保障・人口問題研究所、厚生労働省等）

図３　年齢別１人当たりの年間医療費内訳（2013年）

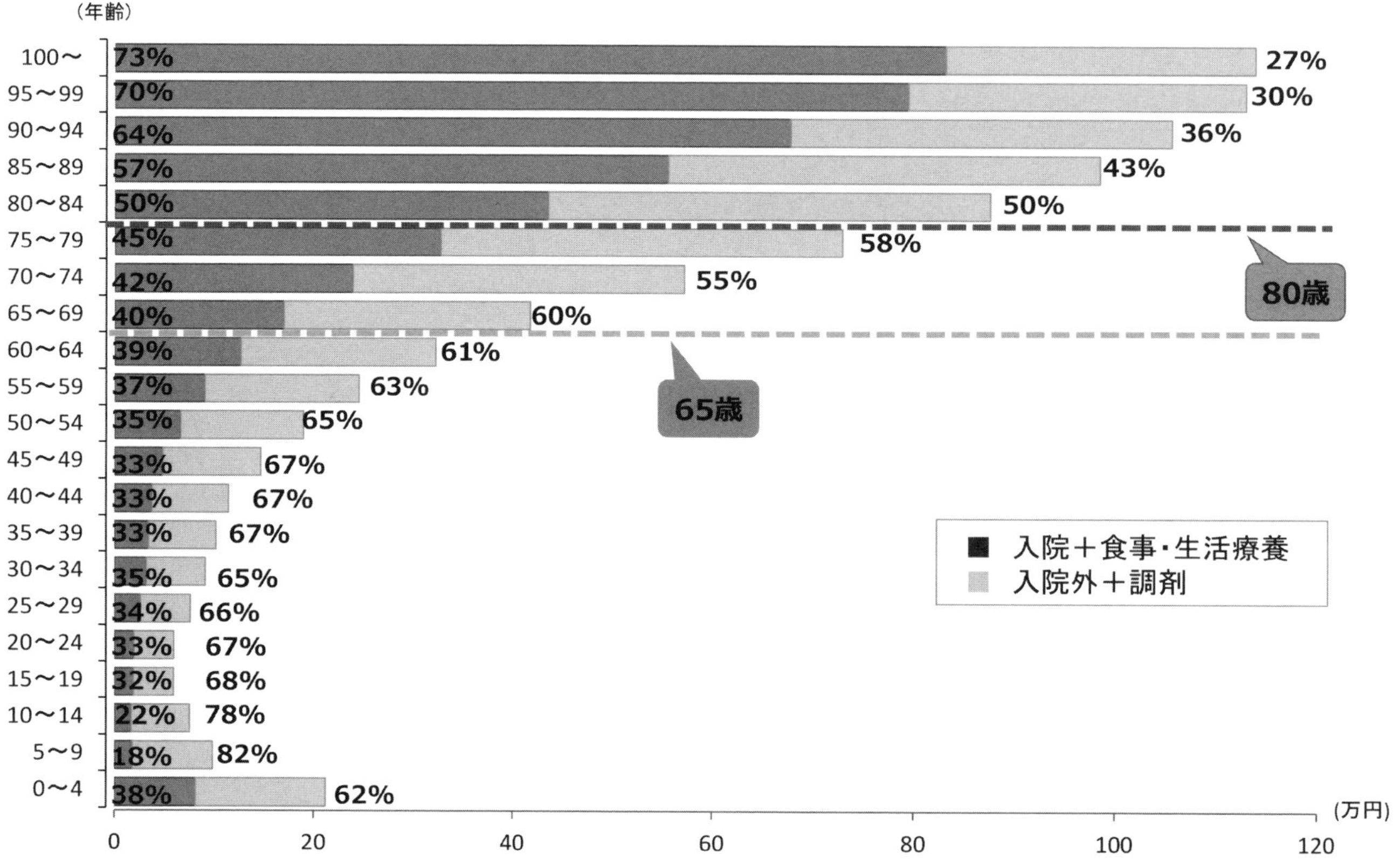

（出典：厚生労働省「医療保険に関する基礎資料～平成 25 年度の医療費等の状況～」から作成）

図４　要支援・要介護の要因

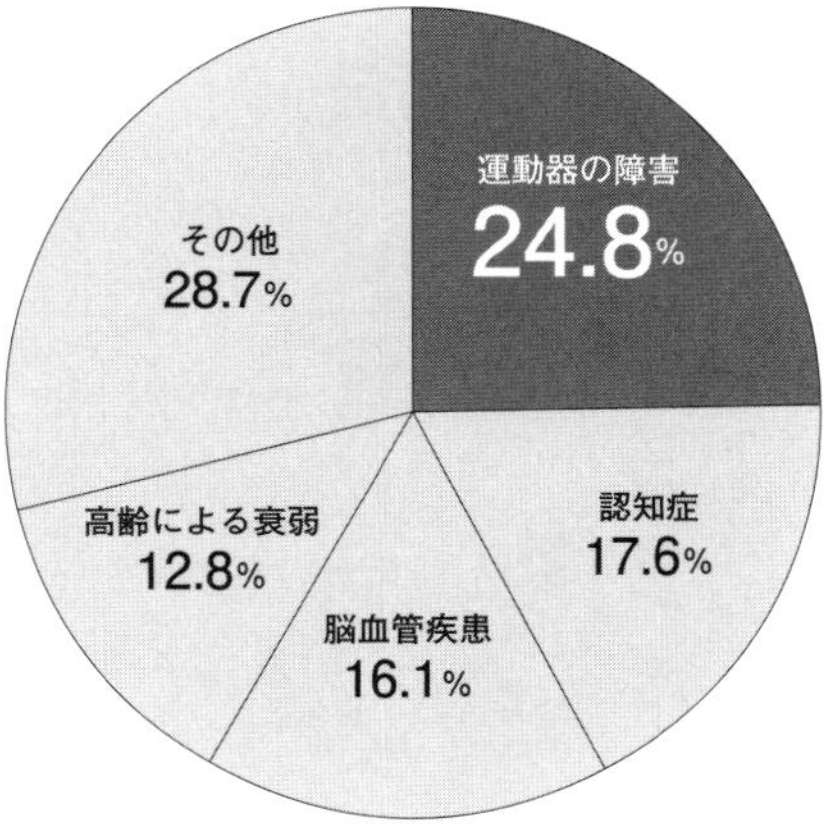

（出典：国立社会保障・人口問題研究所、厚生労働省等）

なっています。これは、病気やケガが原因で、入院または寝たきり生活になる方が多いことを示しています。それでは、入院したり寝たきりの生活になったりする要因は何なのでしょうか？

その内訳は図４のとおりです。

要支援・要介護になった方のおよそ４分の１が運動器の障害によるものであることが分かります。

運動器とは、簡単に説明すると筋肉と骨格です。これらに何らかの問題が発生したことで、入院や介護などが必要になったということです。

運動器の問題で要介護になる方に多いのが、転倒による骨折です。たとえば、股関節を形成している太ももの骨である大腿骨の骨折で、特に多いのが大腿骨頸部骨折です。足の筋力が低下したことで、足を思いどおりに動かすことができなくなり、家の段差や階段などでつまずいて転倒して骨折するのです。

年齢が80歳を超えてくると体力の問題もあり、手術を受けられなかったり、受けたとしても日常生活を送るまでの回復に至らず、要介護になってしまうことがあります。

また、運動器の障害によって運動をしなくなることで、生活習慣病や血流不足による脳血管疾患へつながる可能性もあります。

たとえば、膝関節を痛めた70歳の女性がいたとしましょう。整形外科を受診したら変形性膝関節症と診断され、膝の軟骨と関節がすり減り、手術しか選択肢がないと医師に言われます。それで手術はしましたが、痛みが完全になくなることはなく、歩いたり階段の上り下りをするときには痛みが走るようになります。

その結果、徐々に外出することがおっくうになり、運動量も減少してしまい、運動不足によって生活習慣病の一つである動脈硬化を引き起こし、循環器内科へ通院することになってしまうのです。

そして、運動器以外の問題で病院を受診し、通院のための医療費が必要になってしまう可能性もあります。

図５　平均寿命と健康寿命の差（2013年）

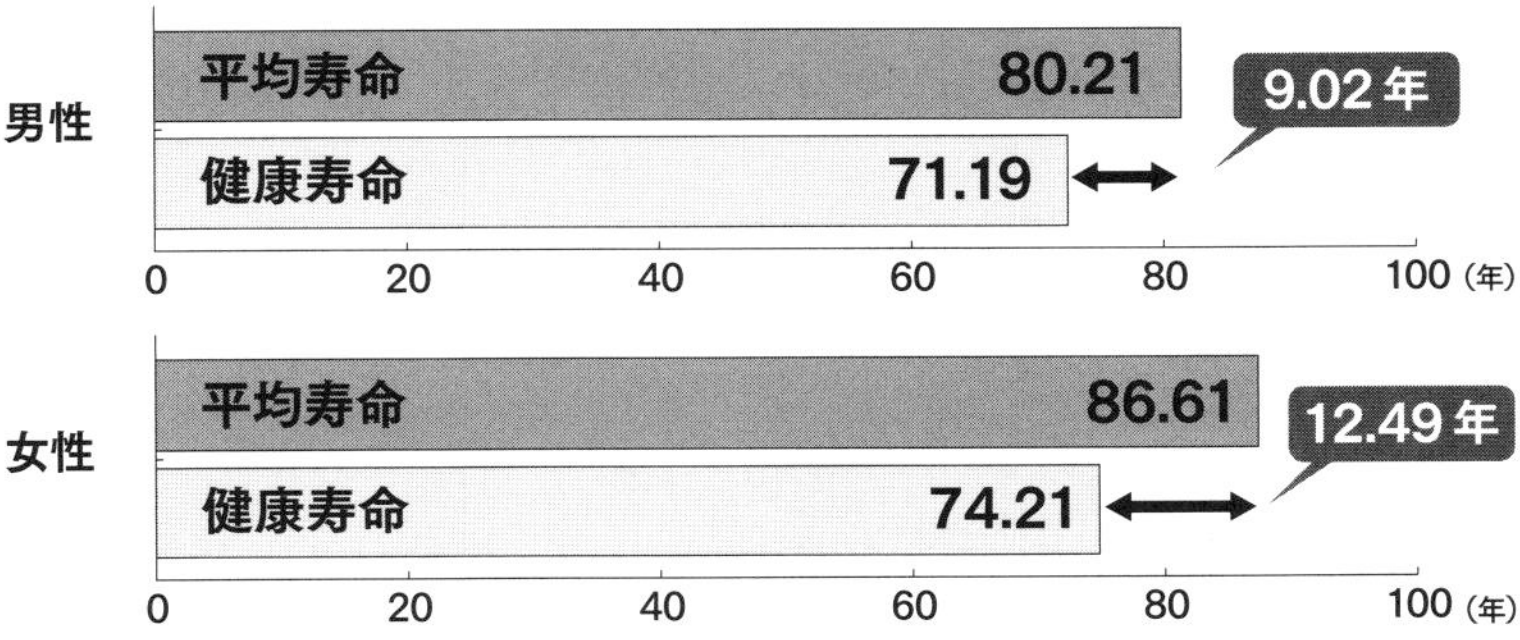

（出典：平成27年版高齢社会白書）

動脈硬化の発生要因は運動不足だけではありませんが、体の機能を正しく使えていないということにより、循環器や内臓へ悪影響を及ぼす可能性は決して低くありません。

ここで、もう一つ見ていただきたい図があります。平均寿命、健康寿命という言葉をご存じでしょうか？

平均寿命とは、０歳時点で何歳まで生きられるかを統計から予測した「平均余命」のことです。分かりやすくいえば、特定の人が生きられるおおよその年齢です。

健康寿命とは、入院や介護などで制限されることなく、健康的に日常生活を送ることのできる期間をいいます。これら２つの寿命の差を示したのが図５です。

ご覧のとおり、**平均寿命と健康寿命は、男性で9・02年、女性で12・49年の差があります。**

つまり、これだけの期間、介護や病気などの何らかの問題を抱え、自立して元気に過ごすことができていないということです。

そしてこのことが、医療費や介護費の増加に直結するというのが、今の日本の現状なのです。

日本の平均寿命は世界一です。しかし、健康寿命との差が全体でおよそ10年もあります。健康寿命をいかに延ばし、平均寿命に近づけていくかが日本の課題といえるでしょう。

優良治療院が増えれば日本の医療費を減らせる

少子高齢化社会とそれに付随する医療費が課題となる今の日本で、治療院にできることはないのでしょうか?

一つの答えが、要支援・要介護の方々を増やしている原因の中にあります。

すでに説明したとおり、要支援・要介護の4分の1が運動器の障害によるもの。つまり筋肉、骨格の障害でした。

治療院は、この筋肉・骨格の障害を扱う専門院です。日本の医療費の現状と、その要因となっている問題を正しく理解し、**適切な対応ができる治療院があれば、要支援・要介護になる人を減らすことができるのではないでしょうか。**

このことは、日本のヘルスケアの政策とも関係してきます。優良治療院と医療費の関係を説明する前に、少子高齢化社会と医療費の増大という問題を抱えている日本のヘルスケア政策について説明していきます。

日本のヘルスケア政策として経済産業省が発表しているのは、公的保険外の予防・健康管理サービスの活用を通じて、生活習慣の改善や受診勧奨などを促すことにより、「国民の健康寿命の延伸」と「新産業の創出」を同時に達成し、「あるべき医療費・介護費の実現」につなげるというものです。

政府の方針として、健康寿命の延伸が明記されていますが、ここでポイントとなるのは公的保険外の予防・健康管理サービスの活用です。

医療費の削減ですから、公的保険を使ってしまっては本末転倒です。医療費に頼らない予防、病気やケガにならないための健康管理サービスが求められています。

今までは、生活習慣病などを患ってから、あるいは重症化した後から治療を始めていました。しかし運動器の疾患が原因で生活習慣病に派生するのを事前に防ぐことができれば、重症化する前に食い止めることができます。

つまり、**「重症化した後の治療」から「予防治療」へのシフトが必要だといえます。**

では、この「予防治療」を担うのはどこでしょうか。

地域の健康サービスや、フィットネスジム、商業施設でのイベントなどで健康増進を促すことも考えられますが、やはり重要なのは医療機関です。**そして治療院業界もその一端を担っています。**

優良治療院が医療費削減に関係すると考えられるのは、このことが根拠となります。

そこで、優良治療院が担う役割について考えてみましょう。

まず考えられる重要な役割は、患者さんに健康への「気づき」を与える場であることです。

治療院を受診する患者さんは、体のどこかを痛めたから来院するはずです。一般的な治療院は、患者さんの痛みを取り除いたら終わりですので、また痛くなったら来てくださいね、と言って治療が終了します。

しかし優良治療院は、**患者さんに対して、今回のケガをきっかけにして健康への「気づき」を与えます。**

たとえば60歳の女性が、いつも買い物に行くスーパーマーケットへ向かう途中でわずかな段差につまずいて転倒し、足首を捻挫してしまったとします。その後、治療で捻挫は完治しましたが、転倒した原因が足腰の筋力が同年代の人より弱い点にあったとしましょう。

そのため、捻挫を完治させた後に、また同じように転倒する可能性があり、今度は捻挫では済まないかもしれません。

そこで、足腰の筋力強化のためにウォーキングをすることを勧め、ケガの原因への対処と生活指導をすることがケガの予防に有効です。

もし、このときに筋力強化の生活指導をせず、この女性がまた転倒し、今度は骨折して入院してしまえば、治療院より数倍の医療費が必要になってしまいます。

そうなれば、外へ歩くことすらままならず、運動する意欲もなくしてしまい、結果的には生活習慣病などへのリスクにもかかわってきます。

このように、優良治療院は患者の痛みだけにフォーカスを当てるのではなく、年齢や性別、ケガをした背景、患者さんのライフスタイルなどを踏まえ、痛みを繰り返すことがないように生活指導をします。

第6章で自費治療の話をしましたが、最近ではケガの再発予防、根本改善を目的にした筋力強化の自費治療を取り入れている治療院もあります。

こういった治療院は、健康保険適用にならない再発予防や根本改善を自費治療として行い、患者さんの健康寿命へ貢献しているといえるでしょう。

治療院の過当競争は国民を幸せにする

第1章でも紹介しましたが、厚生労働省の『平成30年衛生行政報告例（就業医療関係者）の概況』によれば、2018（平成30）年のあん摩、マッサージおよび指圧を行う施術所などの数は計14万7765カ所となり、一般社団法人日本フランチャイズチェーン協会が発表している2018年12月のコンビニエンスストア店舗数5万5743店をはるかに上回っています。

一方、東京商工リサーチの2018年『マッサージ業、接骨院等』調査によると、その倒産件数は過去10年で最悪となる93件を記録しています。この倒産件数は5年連続の増加傾向で、2019年は「治療院の倒産件数は過去最多の時代」などと言われました（図6）。

過当競争で倒産急増などと報道されていることもありましたが、治療院はそれぞれ生き残るための工夫を考え始めています。

図6　整骨院・療術・マッサージ業者の倒産件数推移

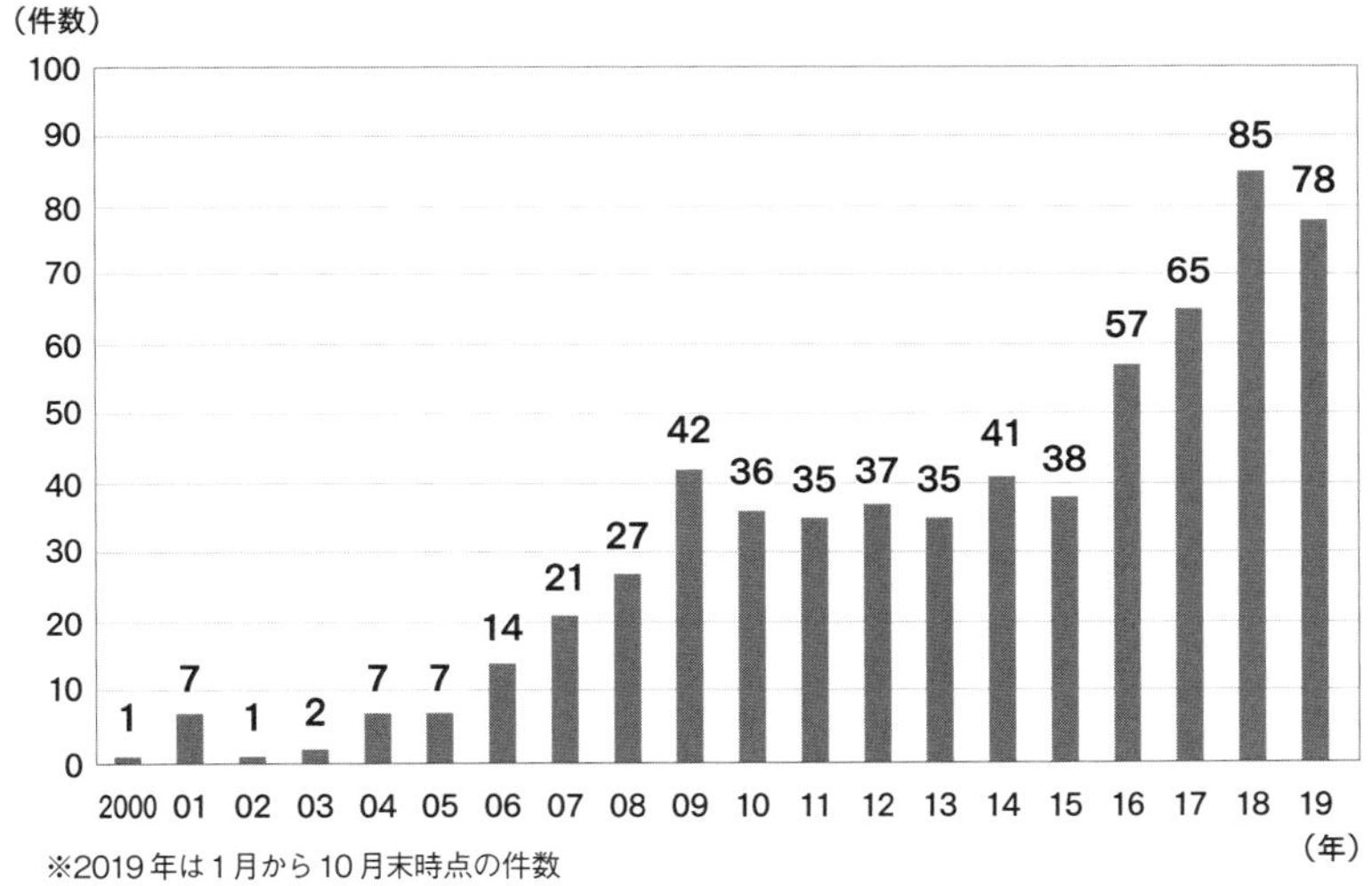

※2019年は1月から10月末時点の件数

（出典：帝国データバンク　https://www.sn-hoki.co.jp/articles/article236177/）

コンビニエンスストアの数をはるかに上回る治療院の中から選んでいただくために、患者さんの健康のために自分たちにできることは何なのかという原点に戻り、真摯に向き合い始めたのです。

この工夫が、結果的に患者さんに対してよりよい施術を提供できる治療院を生み、よりよい治療ができる院が生き残るのです。

「安かろう悪かろう」「安かろう早かろう」という治療院やリラクゼーション店ができては消える中、本気の治療家による本気の治療院やリラクゼーション店だけが生き残れる時代になってきたともいえます。

もちろん、治療費とその内容は必ずしも比例するものではありません。本書の読者の皆さんが、自分に合った間違いのない治療院に出合えるように願っています。

このような治療院・リラクゼーション店が増える一方で、もちろん、消えていく院や店があることも事実です。

それでは、どのような治療院が倒産し、どのような治療院が生き残っているのかについてお話しします。

まず最初に、消えていく治療院は「安かろう悪かろう」と言われるタイプです。

リラクゼーション店では第6章で述べたとおり、施術者に国家資格は不要です。もちろん中には資格保有者もいるため、同じ店の中でも施術のスキルにはかなり差がありますが、良い担当者に当たる確率が低い店舗は、お客さんが離れていき閉店していくというのが近年の傾向でした。

確かに「安い！」というのは魅力的ですが、その安さ相応のクオリティーの低さを感じさせてしまうようでは、お客さんが離れていくのは当然です。

また、安いお店では指名の多い人気治療家は指名料が高くなり人件費が上がるため、安さを売りにしている店では雇用を維持できなくなります。そのため、人気がある施術家はいつの間にかいなくなっているのです。

さらに、倒産している治療院では、最も大切であるはずのサービスや治療技術の向上にはあまり目を向けず、不必要な投資をしている傾向があります。たとえば、むやみに豪華な内装や音響設備などをそろえ、経営者の自己満足のための投資を繰り返す傾向があるのです。

一方、生き残る治療院は新たな治療技術の習得や最新の治療機器などに利益の一部を投資しています。この違いは非常に大きな差を生んでいます。

前者は、患者さんのニーズとはマッチしない部分に投資を繰り返して経費を圧迫しますが、後者は新たな機器や技術の向上によって評判になり、紹介が増え、投資に応じて売上が伸びていきます。

結果的に治療技術の向上に注力した治療院が生き残り、そうではない治療院が消えていく。このことが治療院業界の発展につながり、その結果、患者さんはより優れた治療を受ける機会が増えます。同時に国民が健康になり、仕事のパフォーマンスの向上による生産性と健康寿命の増加によって国が豊かになっていきます。

これこそが、治療院・治療家にできる最大の社会貢献だと考えます。

治療院の過当競争は、質の向上をもたらしました。

つまり、幅広い患者さんの悩みに対応できるようになり、プロの治療家たちが競ってさらなる技術向上を目指し、より一人ひとりに合った治療技術を組み合わせ、しっかりと患者さんを「治す」という仕事にフォーカスできるようになったということです。

本物の治療院、本物の治療家とは

前節でも述べたとおり、過当競争により、閉院に追い込まれてしまう治療院が年々増加傾向にあります。新型コロナウイルス感染症の感染拡大により、この傾向は強くなると思われます。

予約件数に関する調査(※4)によると、2020年5月の平均予約件数は前年同月比で休業要請が出ていなかった整骨院や鍼灸院でも約30％も減少し、休業要請の対象となったリラクゼーション店やエステティックサロンでは約50％も減少しました。

このような状況でも生き残る治療院とは、どのような治療院・治療家なのでしょうか。

それは、端的に言えば「本物」か「偽物」かの違いです。

それでは「本物」と「偽物」は何が違うのでしょうか。

近年、某大手治療院グループが大型倒産をしました。その治療院では、どうやら治療家に基礎的な技術を勉強する機会をほとんど与えず、治療家はどのような症状に対しても、決められた「マニュアル治療」ばかりを施術していたそうです。

ですから、どのような症状の患者さんに対しても、総じて骨盤が原因と伝え、ひたすらその治療と高額な回数券の販売促進を繰り返していました。

そのため、その治療院に入社した治療家は、患者さんを「治す」ことよりも「売り方」ばかりを練習させられ、ついには先輩もそのまた先輩も「この治療が素晴らしい、この治療を続ければどんな患者さんも治る」と言っていることを正しいと思うようになり、治療家の本来の姿を忘れてしまうのだそうです。

このような環境におかれ、治療家に憧れて資格を取得するために高い学費を払い、何年もかけて学んできた知識や技術を活かせず、治療家を目指したときの高い志も徐々に薄れてしまうのでしょう。「どのようにすればお金が儲かるのか」だけを追求していると、「本物」の治療とは何なのかも分からなくなってしまいます。

そのため、最初は患者さんも巧みなセールストークを信じて高額な治療の回数券を購入します。しかし、通っても通っても効果は感じられず、返金や訴訟が起こり、従業員が気づいたときには取り返しのつかない事態に発展してしまいました。

そして、ついにその会社は倒産してしまい、高額な回数券を購入している患者さんとその治療院グループに勤めていた多くの治療家が路頭に迷う結果になってしまったのです。純粋に、体の状態を良くしたいと思って通院していた患者さんを裏切り、患者さんを治したい、笑顔になってもらいたい、という情熱を持って治療にあたっていた治療家を裏切ってしまったわけです。

そもそも、治療自体に「マニュアル」などは存在していいものなのでしょうか？

患者さんの症状はさまざまであり、その原因もさまざまです。

したがって、そのマニュアルとは誰でも同じ治療ができる状態をつくり、探究心と向上心の高い治療家をコントロールし、売上のそろばんが合いやすいようにする経営者のためだけのマニュアルに過ぎなかったのでしょう。

「本物」の治療家は、患者さんの状態や症状にしっかりと向き合い、その症状に合った最も適切な治療を施してくれます。

近年は生活様式の多様化が進み、新たに必要となる職業、失われていく職業があります。同様に、治療院業界に求められるニーズも変化しています。

しかし、治療家という職業が失われることはないと私は信じています。なぜなら、治療家という職業は、手を用いて術を施す職業であり、その対象は物ではなく「人」だからです。

古くより「手当て」という言葉があります。体に痛みがあるときに、痛みがある部分に「手を当てる」ことで痛みが楽になった経験はないでしょうか？　母親にさすってもらうだけで、痛みや不安が薄れた経験はなかったでしょうか。

人の手には、科学や理屈では説明できない不思議な力が秘められています。

生活様式やニーズがどんなに変化しても、人と人とのつながりは変わりません。手を用いて人と人とをつなぐ役割が治療院業界の今までの伝統であり、これからも変わらない需要だと信じています。

治療家の真髄は「治す」技術です。時代の変化に伴い、新たな治療法や技術の進化を柔軟に取り入れつつも、手を使って治すことの伝統を守り、常に患者さんや時代のニーズに対応するために、日々技術の向上に励み続けることが本来あるべき「本物の治療院」の姿だと考えます。

※4　株式会社クロスリンク『新型コロナウイルス感染症（COVID -19）の影響で癒し・ヘルスケア業界の5月の集客・売上共に昨年対比約40％減で苦戦』（https://prtimes.jp/a/?f=d59917-20200612-8310.pdf）

ゴッドハンドの不都合な真実

雑誌や新聞などで「〇〇町のゴッドハンド」「全国のゴッドハンド特集‼ 30選」「当院は〇〇で噂のゴッドハンド特集に掲載されました」などといったうたい文句を見かけたことはないでしょうか？

自分の体に痛みや悩みがある方であれば、ぜひともゴッドハンドと呼ばれる先生に治療してほしいと思うのも当然でしょう。抱えている痛みや不安が大きいほど、そのような先生に頼りたくなります。

私も、ゴッドハンドと呼ばれる先生が存在するのであれば、ぜひお願いしたいところです。

しかし、いったい誰がどんな基準でゴッドハンドと決めているのでしょうか？

そもそも神の手とはどんな手なのでしょう？

――実は誰でもゴッドハンドになれる、と言えば驚かれるでしょうか。

雑誌や新聞には「記事広告」と呼ばれる広告枠があります。これは、読者から見ると、あたかも記事の一つに見えるような体裁で書かれる誌面が、実は特定のスポンサーのための広告記事になっているのです。

したがって、お金さえ支払えば、誰でもゴッドハンドとして記事の体裁で掲載してもらうことができます。ですから、雑誌や新聞で紹介されている「ゴッドハンド」の先生の話はあてにしないほうがいいでしょう。

本当にゴッドハンドかどうかを判断するのは、患者さん自身です。

ちなみに、私もゴッドハンドと呼ばれている先生の治療院を知っていますが、患者さんが増えずに経営が苦しいと言っていました。

そのため、再び雑誌に取り上げられることになりそうです。「何カ月も予約が取れない、噂のゴッドハンド」と……。

おわりに

最後までお読みいただき、誠にありがとうございました。私たちの使命は国民の健康に寄与し、治療院の必要性を世に広めていくことであると考えております。

現在、日本にはコンビニよりも多くの「治療院」と呼ばれる多種な業種があり、治療家は国家資格者、民間資格者など形態もさまざまです。国民の皆様に分かりやすく、最適な治療院をお選びいただき、健康寿命を全うしていただきたいという思いで筆を執りました。

治療院業界はまだまだ発展途上です。皆様にしっかりと価値提供を行い、社会に貢献することでその重要性を認知してもらわなければなりません。しかし業界には多くの課題があり、「治療院」と一括りにされ、分かりづらい存在になっているのではないでしょうか？

治療・介護・慰安・美容・健康商材・スポーツトレーナーと、治療家の活躍の場が広がっています。きっと皆様の人生のどこかで、治療家とかかわる日がくることでしょう。そんなときにこの本が一助となれば幸いです。

この先、良い治療家を多く輩出し、優良治療院を増やす――。そのためには雇用を安定させ、確かな知識と技術を備えた治療家集団の企業を創ることが大切だと考えております。

私たちヒューマンアジャスト接骨院グループでは現在、31院の接骨院を運営しています。本書は弊社の幹部たちで共同執筆いたしました。まだまだ若く未熟で粗削りな者たちですが、私の思いに賛同し、共通の考え方で業界発展のために尽力しています。

そんな彼らのひたむきな努力が報われ、次世代の子どもたちに「あの先生みたいになりたい」と思ってもらえる存在になることを期待しています。

弊社にご興味をお持ちの方はぜひ、ホームページ（https://human-adjust.co.jp/）よりお問い合わせください。Facebookにも実名で登録しています。

最後に、本書の出版は、出版プロデューサー／ネクストサービス株式会社代表取締役・松尾昭仁様、合同フォレスト株式会社前代表取締役・山中洋二様のアドバイスなしには実現できませんでした。また、執筆に携わった幹部たちを見事に成長させてくれた株式会社LMS代表取締役・池田誠様のコーチングの賜物であり、深く感謝申し上げます。

「治療家が一生安心して働ける会社を創る」「治療家を憧れの職業にする」この宣言をして、筆を置かせていただきます。

２０２１年９月

根岸　靖

[第４章]
鹿戸紀美（かのと　のりみ）
柔道整復師／株式会社ヒューマンアジャスト　マネージャー
1990年生まれ。学校法人花田学園　日本柔道整復専門学校卒業。
小学生から始めたバスケットボールで足を骨折し、コーチでもあった柔道整復師に施術してもらい、見よう見まねで行ったテーピング固定に面白みを感じる。中学もバスケットボールを続けたが、高校進学と同時にサッカーを始める。しかしケガが多く、高校２年生の時に足の靭帯を部分断裂。治療を受けていく中で、ケガを治す柔道整復師の仕事につきたいと考え始める。専門学校入学後、接骨院２年、整形外科２年、接骨院１年と転職を繰り返す中で、ヒューマンアジャストに入社。女性唯一の院長としてチームの底上げを実行。店舗の立て直しを行ったり、新店舗の立ち上げやチームづくりを経験し、多店舗を管理するマネージャーとして自社の業務推進を担っている。

[第５章][第７章]
田嶋将大（たじま　まさひろ）
柔道整復師／株式会社ヒューマンアジャスト　統括マネージャー・人事部部長・店舗開発部部長
1991年生まれ。大川学園医療福祉専門学校卒業。
幼稚園から高校生までサッカーに打ち込み、そのサッカーで度重なるケガに見舞われた。その度に接骨院にお世話になる。通院は長きにわたり、気づけば治療家が憧れの職業になっていた。専門学校卒業後、２社の接骨院を経験し、ヒューマンアジャストに中途で入社。ヒューマンアジャスト史上最速となる３カ月後に院長に就任し、部下の教育とチームビルディングの能力を買われ、わずか3年でマネージャーに就任した。入社４年目となった現在は 26 院の運営を統括するマネージャーとして、人事、店舗開発を含む組織の運営統括を任されている。業界に革命を起こすべく、社外への情報発信に努める。

[第６章]
真木　裕（まき　ゆたか）
柔道整復師／株式会社ヒューマンアジャスト　統括マネージャー
1987年生まれ。帝京平成大学ヒューマンケア学部卒業。
小・中・高と野球に打ち込み、キャプテン、４番として活躍し、甲子園を目指す。しかし、高校２年生のときに肩を負傷し、接骨院にて施術を受け、柔道整復師という資格を知る。野球を引退した後、競技復帰まで自分を励ましながら熱心に施術を行ってくださった先生に憧れ、柔道整復師の道を志す。大学卒業後、ヒューマンアジャストに入社。２年目に分院の院長に抜擢され、一人で1日 60 名の施術を行う。業績の思わしくない店舗の立て直し、新店舗立ち上げを経験し、本院の院長として1日 100 名の来院を達成！　ヒューマンアジャスト代表・根岸の『柔道整復師が一生安心して生活していける会社をつくる』という思いに共感し、現在は現場の経験を活かし、会社の経営幹部として自社はもちろん、業界発展のために仕事に取り組む。

執筆者プロフィール

[第1章]

川俣晃平（かわまた　こうへい）

柔道整復師／株式会社ヒューマンアジャスト

1994年生まれ。日本柔整専門学校卒業。

高校生のときに所属していたサッカーチームに施術に来ていたトレーナーに憧れ、柔道整復師を目指す。学生時代に柔道整復師免許を取得。卒業後２年間、東京の接骨院に勤務し、ケガの処置とトレーニングを学ぶ。その後、埼玉の接骨院勤務を経て、ヒューマンアジャストに入社。入社後、すぐに院長に抜擢され、その後、半年間で複数店舗の立ち上げに携わる。「治療の在り方」にこだわり、社内研修を積極的に行う。

学生時代のサッカー部引退後から現在まで、マラソンとトライアスロンに毎年出場。患者さんを元気にするために、まず自分が元気でいることを信念として、施術に取り組む。トレーナーの経験を活かし、プロテニス選手の試合や合宿に帯同している。

[第2章]

新井徳孝（あらい　のりたか）

柔道整復師／株式会社ヒューマンアジャスト　秦野元気整骨院院長

1990年生まれ。東京柔道整復専門学校卒業。

小学生時代から野球を始めたが、度重なるケガに悩まされた。自分と同じように、ケガで苦しんでいる方の手助けをしたいという思いから、治療家の道を歩む。専門学校時代から、研修生としてヒューマンアジャストで働く。先輩方の厳しい指導の下、国家資格取得後２年目に院長に就任。しかし現実は厳しく、力及ばず閉院させてしまう。悔しさを糧に地域のありがたみや、患者さんに通院していただいている感謝を常に忘れずに、仕事に邁進。現在、同社の営業推進部に在籍して患者さんの施術にあたりながら会社発展、部下教育に取り組む。

[第3章]

川田亮也（かわた　りょうや）

柔道整復師／株式会社ヒューマンアジャスト　マネージャー

1991年生まれ。学校法人花田学園　日本柔道整復専門学校卒業。

小学生からサッカーを始めるも、ことあるごとにケガをしてしまう少年だった。高校卒業後の進路を考えているとき、真っ先に浮かんだのはケガの治療をしてくれた接骨院の先生の姿だった。迷うことなく柔道整復師の道を選び、学校法人花田学園へ入学。３年後に国家資格を取得。在学中に個人経営の接骨院で修業し、接骨院業務の基本を学ぶ。「この業界は広い、外の世界で勉強しなさい」という前院長の教えを守り、転職。転職活動１社目の面接がヒューマンアジャストだった。そこで代表取締役・根岸　靖に出会い、入社を決める。入社１年で分院長に就任、入社３年目からはリーダーシップを発揮し、多店舗の管理や人材教育の仕事に携わる。現在は、埼玉・東京・神奈川・栃木へと、会社の成長とともに活躍の場を広げている「我々は全従業員の物心を満たし、地域の発展と業界発展のために集まったプロ集団である」の経営理念に共鳴し、日々、三方良しの利益を追い求め働いている。

[セミナー登壇実績]
交通事故集客サイトセミナー……大阪２回、東京４回
ほねつぎ専門顧問弁護士活用セミナー
……大阪１回、東京３回、北海道１回
税理士主催「柔道整復師の在り方のやり方セミナー」
……大阪１回、東京１回
S70's 異業種若手経営者セミナー登壇……横浜１回
治療院メディア活用セミナー……東京１回
某医療商社主催セミナー……東京２回、長野１回
柔整保険請求団体「自費導入セミナー」……東京１回

[コンサルティング実績]
関東の個人整骨院を中心に200院以上の相談に乗り、コンサルティング業務を請け負ったすべての整骨院院で、窓口収入150％以上を達成。既存の医療機器を用いた自費商品の開発ならびに独自の数値管理ソフトを用いた、保険診療と自費診療の組み合わせによる売り上げ増を得意としている。

[著作]
『貧乏治療院と繁盛治療院』（合同フォレスト刊）
＊amazon　経営戦略ジャンル　新着１位

[ＴＶ出演]
「ナイツのＨＩＴ商品会議室」（千葉テレビ）

■ホームページ　http://human-adjust.co.jp/

監修者プロフィール

根岸　靖（ねぎし　やすし）

柔道整復師　接骨院経営／整骨院・接骨院多店舗展開／新規開業コンサルタント
株式会社ヒューマンアジャスト代表取締役／株式会社ヒューマンアジャストplus代表取締役

1975年生まれ。獨協大学経済学部経済学科卒業／東京柔道整復専門学校／東亜大学大学院法学専攻修士課程卒業
中学生から始めたテニスで才能を発揮し、大学卒業後に全国展開の大手スポーツクラブに就職。最年少店長に抜擢され、多店舗展開ノウハウを学ぶ。しかし、最も人に必要とされる仕事がしたいとの強い思いから28歳で脱サラ。学費の支払いと生活費の確保に追われ、家賃３万8000円のアパートで倹約を極める中、国の教育ローンを利用し、柔道整復師の学校へ通う。

３年後、国家資格を取得。都内有名整形外科で修業したのち、埼玉県狭山市にて31歳で接骨院を開業。その後、サラリーマン時代の多店舗管理の能力を発揮し、現在は31院の接骨院を経営。

整骨院コンサルタントでは保険診療と自費診療をバランスよく提供することで単価アップを実現し、院内の売れる仕組み化を構築することを得意としている。また、治療家を一つのチームとして機能させるチームビルディングを得意とし、多店舗経営の企業からの研修依頼が後を絶たない。

自身の経営する会社では、柔道整復師が独立しなくても立派に人生を送れる会社づくりを目指し、大切な従業員170名とともに安定経営にて盛業中。

「我々は全従業員の物心を満たし、地域の発展と業界発展のために集まったプロ集団である」を経営理念に、日々謙虚に仕事に取り組む。

企画協力　ネクストサービス株式会社　代表取締役　松尾昭仁
組　　版　GALLAP
編集協力　地蔵重樹　吉田孝之
装　　幀　華本達哉（aozora.tv）
イラスト　駒見龍也
校　　正　北谷みゆき

頼れる治療院の選び方

治す・癒やす・きれいになる
「痛み」や「目的」に合わせた治療院の見つけ方、教えます！

2021年11月25日　第1刷発行

著　者　【監修】根岸　靖　【執筆】川保晃平、新井徳孝、
川田亮也、鹿戸紀美、田嶋将大、真木　裕

発行者　松本　威

発　行　合同フォレスト株式会社
郵便番号 184-0001
東京都小金井市関野町 1-6-10
電話 042（401）2939　FAX 042（401）2931
振替 00170-4-324578
ホームページ　https://www.godo-forest.co.jp/

発　売　合同出版株式会社
郵便番号 184-0001
東京都小金井市関野町 1-6-10
電話 042（401）2930　FAX 042（401）2931

印刷・製本　新灯印刷株式会社

ISBN 978-4-7726-6199-7　NDC 360　188×130